PNL e Car

~ 2 libri in 1 ~

Capire il linguaggio del corpo, la persuasione e la manipolazione con la Programmazione neurolinguistica. Avere influenza sulle persone con la comunicazione carismatica.

Ted Goleman

INDICE

~

Programmazione neurolinguistica (PNL)

~

La PNL per capire il linguaggio del corpo, la persuasione, l'inganno e la manipolazione. Scoprire come stare calmi e usare le giuste parole nel giusto ordine.

Ted Goleman

Introduzione

Potenzia la tua mente attraverso la programmazione neurolinguistica

I mparare i trucchi della programmazione neurolinguistica può aiutarti a utilizzare questi pensieri e comportamenti senza l'aiuto di uno psicoterapeuta. E se ti dicessi che potresti imparare a capire i tuoi pensieri e le tue emozioni più profonde imparando la PNL attraverso questo libro? Non è sorprendente non dover affrontare situazioni stressanti come una volta? Quando inizi a conoscere la tua mente e come funziona, puoi avere il pieno controllo sui tuoi impulsi. Sei stanco di vedere le cose negativamente? Sei stanco di tutta la frustrazione, l'ansia e la paura che ti viene trasmessa dalla tua stessa mente? Sei stanco di procrastinare, lamentarti e non fare le cose? Bene, questo libro è per te! Chi ha detto che non potresti essere addestrato a controllare la tua mente? Tutto ciò che serve è tempo, impegno e coerenza. Continua a leggere per saperne di più!

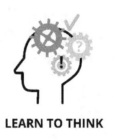

LEARN TO THINK

(IMPARA A PENSARE)

"Io non voglio che qualcuno mi insegni cosa pensare, io voglio che qualcuno mi insegni come pensare."

Domenico Giuseppe Spanò

Capitolo 1. Panoramica della storia e delle origini della PNL

Storia della programmazione neurolinguistica

L a scoperta della PNL è probabilmente dovuta al fatto che c'erano un numero crescente di persone con depressione, schizofrenia, disturbi bipolari e altri disturbi della personalità che avevano bisogno di psicoterapia. Tuttavia, questa crescente domanda era un problema per gli psicoterapeuti di allora poiché non ce n'erano abbastanza per gestire ogni caso. Mancava ancora consapevolezza della salute mentale, soprattutto nei luoghi remoti. Le persone erano ancora scettiche sull'ottenere aiuto dagli psicoterapeuti anche quando ne avevano estremamente bisogno. Quindi, le condizioni delle persone peggioravano in alcune aree, allarmando gli psicoterapeuti perché non potevano fornire un aiuto immediato. Non c'erano ancora linee guida o formazione specifiche per le persone che volevano aiutare le persone con problemi mentali. Ciò ha spinto a creare un modello per aiutare gli aspiranti psicoterapeuti ad essere efficienti nel loro lavoro, per aiutare le persone bisognose nelle loro località.

In realtà, Abraham Maslow aveva già avuto questa idea nel 1943 quando studiò e propose la sua teoria sulla Gerarchia dei Bisogni. Secondo Maslow, bisogni e motivazioni hanno lo stesso significato e si strutturano in gradi, connessi in una gerarchia di prepotenza relativa; il passaggio ad uno stadio superiore può avvenire solo dopo la soddisfazione dei bisogni di grado inferiore. Egli sostiene che la base di partenza per lo studio dell'individuo è la considerazione di esso come globalità di bisogni. Il pensiero di Maslow è stato oggetto di numerose critiche, fondate sull'assente fondamento empirico della sua teoria, la quale è soltanto basata su considerazioni non verificate sperimentalmente. Maslow mirava a rompere la visione pessimistica nel trattare i disturbi mentali.

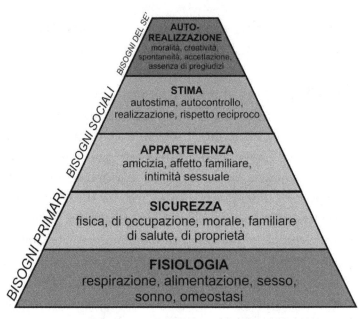

La piramide dei bisogni Maslow (1954)

In seguito, negli anni settanta, Bandler e Grinder furono i cofondatori della Programmazione neurolinguistica (PNL). I due sostenitori della PNL iniziarono a identificare i modelli di comunicazione, l'atteggiamento e tutte le caratteristiche di pensiero di Satir, Erickson e Perls. Infine, sono stati in grado di estrarre una serie di abilità, tecniche e convinzioni che potevano usare per proseguire gli studi.

Obiettivi della programmazione neurolinguistica

La PNL è stata incorporata in interventi basati su sensori e tecniche di modifica del comportamento progettate per aiutare i clienti a migliorare l'autocoscienza, le capacità comunicative, la fiducia e le azioni sociali. L'obiettivo attuale della PNL nel campo della psicologia è quello di aiutare il cliente a comprendere più a fondo i suoi pensieri, i suoi impulsi e i suoi comportamenti e di riformulare questi impulsi in modo benefico verso la guarigione e il successo.

Fino ad oggi, la PNL è integrata nella terapia per aiutare i pazienti con fobie, ansia, scarsa autostima, stress, disturbo post traumatico da stress e molti altri. Gli psicoterapeuti usano anche questo metodo per aiutare una persona a riformulare i propri pensieri nel mezzo di situazioni difficili per aiutarli ad affrontare i loro problemi in modo efficace e sano. Con l'aiuto di uno psicoterapeuta, la PNL può essere utilizzata per aiutare i clienti a comprendere e accettare i propri impulsi e le proprie spinte per ottenere un ulteriore controllo su di esso. Inizieranno a capire perché la pensano così e perché si manifestano i loro comportamenti. La PNL aiuta le persone a gestire i propri umori, emozioni e predisposizioni. E quando lo fanno, iniziano a guardare la vita da un angolo più positivo. Le persone inizieranno a vedere le negatività nella vita e inizieranno a vivere con una mentalità più soddisfacente.

Programmazione Neuro Linguistica

Dal termine stesso, la programmazione neurolinguistica è definita come il "linguaggio della tua mente". Crea la struttura della tua personalità e spiega il motivo per cui pensi in quel modo, agisci in quel modo e parli in quel modo. Nella tua vita, la PNL è paragonata a un'unità di memoria in cui memorizzi tutte le tue esperienze apprese. Che si tratti di informazioni consce o inconsce, tutto aiuta a costruire la tua personalità unica e costruisce i tuoi pensieri e comportamenti.

Dai un'occhiata al software sul tuo personal computer. La funzione, il design e i servizi offerti da queste applicazioni sono definiti dal codice creato dai suoi programmatori. Questo software perfettamente realizzato non potrebbe funzionare senza l'infinita codifica degli informatici. È costantemente aggiornato per le varie innovazioni e sviluppi. Quindi, c'è un miglioramento senza fine nel campo dell'informatica. Proprio come questo software e queste applicazioni, il nostro cervello decodifica vari input dall'ambiente, incorporandolo come un codice nella mente. A sua volta, genera una predisposizione, costruendo una personalità distinta per ogni persona. Questo è il motivo per cui abbiamo differenze individuali.

Le nostre menti sono codificate in modo diverso l'una dall'altra, quindi nessuna persona è esattamente uguale, nemmeno due gemelli identici. Ci sarà sempre una differenza in percezione, preferenze, abilità e talenti. Tutto a causa della programmazione neurolinguistica.

Abbiamo anche menzionato la costante necessità di sviluppo nel campo dell'informatica. Saresti sorpreso di sapere che il cervello può fare lo stesso sul suo disco rigido. Il tuo sistema psicologico mira a costruire una base di credenze e atteggiamenti per l'adattamento e l'autoconservazione. Inutile dire che la mente è uno strumento molto resistente. Non è necessario fare affidamento su tecniche, passaggi e tattiche che ti sono state insegnate nel corso degli anni. Il tuo cervello è così potente che perquisisce la sua rete alla ricerca di idee e nuove informazioni che puoi usare per affrontare le diversità e le difficoltà. Ti consente di imparare nuovi metodi e tecniche da zero. Ha lo scopo di ridefinire il programma secondo necessità per la propria sopravvivenza. Quindi, anche quando rimani bloccato in un deserto senza nulla, il tuo cervello capirà sempre qualcosa. Devi solo fidarti.

Gli esperti hanno creato un breve detto sulla programmazione neurolinguistica, "La mente cosciente è il soggetto che stabilisce gli obiettivi, e la mente inconscia è il principale obiettivo". Molte persone hanno tanta paura di lasciare che la loro mente inconscia abbia la meglio. I più vogliono essere consapevoli in ogni momento, essere vigili, essere sani e funzionali quando decidono e risolvono i problemi. Esiste una realtà per prendere decisioni migliori e affidabili. Essere coscienti significa fare affidamento sulla consapevolezza e sugli apprendimenti del passato. Essere coscienti significa che devi ricordare tutto, dai tuoi apprendimenti al tuo allenamento e alle tue interazioni. E se dovessi affrontare un problema che nessuna delle tue esperienze ti ha insegnato? Non c'è nulla a cui pensare o di cui essere consapevoli perché non hai letteralmente idea di cosa fare. Quindi, come puoi decidere o risolvere un problema senza alcuna idea? Puoi usare la tua mente cosciente per ricordare ogni bit di informazione su questo problema. E se non ne fossi a conoscenza?

È qui che la programmazione neurolinguistica viene in aiuto. Ad esempio, sei nel mezzo di un esame molto difficile, sei stato assente per la maggior parte del tempo e non hai idea di cosa significhino i contenuti dell'esame. Più provi a pensare alle risposte, più fallisci l'esame. Noti che ci sono cose che sono successe nella tua vita e che non ricordi. Sono così profondamente radicate nella tua mente inconscia che solo la Programmazione Neurolinguistica può raggiungerle. Anche quando non hai idea degli argomenti dell'esame, smetti di stressarti troppo. Devi lasciare riposare la tua mente cosciente e lasciare che la tua mente inconscia venga a giocare. La PNL ti consente di collegare tutte le informazioni che hai raccolto sin da quando eri bambino. Stabilisce una connessione o un modello che consente di trovare una risposta alle domande.

A volte osservi che anche quando non hai assolutamente idea di un argomento, in qualche modo riesci a trovare una risposta? In domande a scelta multipla, ad esempio, quando ti trovi di fronte a selezioni difficili. In qualche modo, c'è questa risposta che sembra familiare. Ti fa quasi sentire che è quella giusta. C'è una ragione per questo tipo di situazioni. Potresti aver sentito parlare dell'idea qualche tempo fa. Potresti averlo letto da qualche parte in un catalogo, una rivista o un opuscolo. Allora non importava perché sembrava irrilevante e andava bene anche dimenticare. Ma la tua mente inconscia ricorda sempre. Ogni cosa lascia un'impronta nel tuo cervello, la maggior parte della quale la mente cosciente non può raggiungere. Questo è il ruolo della Programmazione Neuro-linguistica: acquisire la capacità di scatenare questi pensieri ed emozioni nascoste per la propria autoconservazione, un meccanismo di sopravvivenza e di coping *(in psicologia il termine coping, indica l'insieme dei meccanismi psicologici adattativi messi in atto da un individuo per fronteggiare problemi emotivi ed interpersonali, allo scopo di gestire, ridurre o tollerare lo stress ed il conflitto).*

Negli sport, d'altra parte, perché pensi che più un atleta pensa alla corretta esecuzione dei movimenti, più non riesce a farlo correttamente. La programmazione neurolinguistica ha già incorporato queste azioni nella tua mente. Controlla la memoria muscolare. Più pensi troppo a un'azione, più è probabile che fallirai perché nella tua mente c'è dubbio, paura e preoccupazione. La programmazione neurolinguistica si sbarazza di tutto ciò. Tutto quello che devi fare è fidarti del tuo inconscio e lasciarlo lavorare.

La programmazione neurolinguistica ha molte caratteristiche che coinvolgono i processi psicologici per influenzare il comportamento. Può fornire strategie, tattiche e metodi efficienti in modo che una persona possa formare il suo atteggiamento, convinzione, identità e obiettivi. Ha sviluppato la conoscenza dell'intero programma o del sistema cerebrale per la consapevolezza e per ottenere il controllo di questi impulsi, comportamenti e pensieri. Tutto ciò che serve è la giusta mentalità per imparare come.

Vantaggi della programmazione neurolinguistica ai nostri tempi.

1. Ti orienta verso il successo. Non importa quanto la vita ti colpisca, la programmazione neurolinguistica ti consente di vedere questi problemi sotto una luce positiva. Quando lo fai, elimini la tua paura di fallimenti ed errori. Ti sentirai più sicuro e determinato a fissare obiettivi e realizzarli uno per uno. Il nemico numero uno delle persone che aspirano al successo è la paura e l'ansia per le loro azioni. Spesso, è causato da insicurezza. Con l'aiuto della PNL, puoi assumere una personalità abbastanza forte da resistere a qualsiasi circostanza e continuare ad andare avanti. Ti aiuta a imparare dai tuoi errori e ad applicare questi insegnamenti nelle decisioni future.

2. Migliora la comunicazione e le interazioni sociali. Il tuo inconscio dice molto. Ma devi essere in grado di liberare queste informazioni e idee, e tramutarle in parole. L'obiettivo della programmazione neurolinguistica è quello di liberare tutto il potenziale del tuo subconscio in modo positivo. A sua volta, sarai più sicuro di condividere le tue idee a scuola o sul posto di lavoro. Sarai più sicuro di affermarti in varie situazioni per evitare frustrazione, perdite e depressioni.

3. Ti garantisce il controllo delle tue emozioni, pensieri e azioni. Quando i tuoi aspetti emotivi, psicologici e comportamentali non sono in sincronia, c'è una maggiore possibilità di conflitto interno. Sarai più stressato, meno deciso e più dubbioso di te stesso. Hai meno probabilità di creare e raggiungere obiettivi perché la tua mente è titubante anche quando il tuo cuore si sente determinato. A volte, il tuo corpo è capace, ma il tuo cuore rimane scettico. Questo ciclo continua fino a quando non si raggiunge il punto di non ritorno. Quando ti rendi conto che avresti dovuto raggiungere obiettivi migliori, sarà troppo tardi. La programmazione neurolinguistica ti aiuta a unire questi tre componenti e farli lavorare insieme verso un obiettivo unificato. Con la PNL, avrai una mentalità coraggiosa, un cuore determinato e un corpo forte per affrontare i tuoi problemi quotidiani.

4. Facilita l'autocoscienza. Conoscere te stesso da dentro e fuori è uno strumento molto importante per raggiungere i tuoi sogni in futuro. Sarai in grado di conoscere i tuoi talenti e le tue abilità che potrai utilizzare per raggiungere il successo. Conoscerai le tue predisposizioni o tendenze, così saprai cosa controllare, cosa migliorare e cosa evitare. Inoltre, conoscerai i tuoi trigger personali (fattori scatenanti), in modo da poter abbracciare i tuoi impulsi e controllarli. Tutto grazie alla programmazione neurolinguistica.

5. Supporta la perdita di peso. Due dei nemici delle persone in sovrappeso e obese sono le loro cattive abitudini alimentari e il loro stile di vita scadente. Quando queste abitudini sono radicate nel profondo dei loro pensieri, rende loro difficile il cambiamento. Non importa quanto facciano del loro meglio per perdere peso, adottare una dieta sana ed esercizio fisico regolare, non possono avere successo senza la loro capacità di controllare i loro impulsi. La programmazione neurolinguistica aiuta una persona a impegnarsi per i suoi scopi e obiettivi nella vita. Attraverso la PNL, una persona può avere un'autodisciplina inarrestabile sulla strada per una perdita di peso di successo.

6. Promuove l'apprendimento. Ci sono momenti in cui le persone si demotivano perché trovano difficile comprendere, per esempio, una lezione. Potrebbero sentirsi depressi o frustrati perché non capiscono nulla di ciò che l'insegnante sta dicendo. Queste situazioni causano ansia e stress che potrebbero influire sulle capacità di apprendimento di una persona. La PNL può aiutare a invertire tutte queste negatività e consente alla mente di promuovere una strategia di pensiero positivo per raggiungere gli obiettivi di apprendimento.

7. Elimina le cattive abitudini. La programmazione neurolinguistica può essere efficace per gli ubriachi e i fumatori incalliti. Aiuta una persona a connettersi alle sue pulsioni interne e controllare i suoi impulsi fino a quando non elimina definitivamente queste abitudini.

8. Aumenta le prestazioni. Ci sono momenti in cui una persona diventa demotivata a lavorare perché crede che potrebbe comportarsi male. Questo tipo di negatività può essere modificato dalla programmazione neurolinguistica. Aiuta una persona ad accedere ai suoi dubbi più profondi, a preoccuparsi e a reindirizzarlo a qualcosa di produttivo. Gli esperti hanno scoperto che l'uso della PNL sul posto di lavoro ha aumentato le prestazioni dei lavoratori di una

percentuale significativa. Se hai dubbi sulle tue capacità, la programmazione neurolinguistica è lo strumento giusto per te.

Capitolo 2. Padronanza e linguaggio del corpo

Ognuno, in un modo o nell'altro, ha una lingua in comune: il linguaggio del corpo. Il linguaggio del corpo sono segnali sottili trasmessi dal nostro corpo a proposito dei nostri pensieri, emozioni e intenzioni più interne, e sono spesso chiamati segnali non verbali. Il linguaggio del corpo può manifestarsi nel modo in cui ci sediamo, in piedi, camminiamo o gesticoliamo. Mentre la nostra voce può dire una cosa: "Oh, sono così felice!", i nostri corpi possono trasmettere i nostri veri sentimenti... forse non eri felice come avevi affermato.

La comunicazione non verbale è molto più importante di quanto molti di noi capiscano. È una delle prime forme di comunicazione che sperimentiamo quando siamo neonati. Quando siamo neonati, non possiamo comunicare o comprendere la parola. I nostri genitori e tutori lo capiscono, ci coccolano e vengono spesso in contatto con gli occhi per offrirci la comunicazione attraverso mezzi che possiamo capire. Inoltre, gli adulti possono capire come potrebbe sentirsi un bambino da quanto si dimenano e da quanto sorridono. Da adulti, prendiamo anche più spunti sulle emozioni degli altri di quanto pensiamo. Ad esempio, possiamo notare che la nostra amica sembra aver voltato le spalle verso di noi, forse è leggermente infastidita da te o si sente ostile. Una donna può notare un uomo che si avvicina per parlarle, suggerendo che è attratto sessualmente da lei. Ti sei mai trovato improvvisamente ad aggiustare vestiti e capelli di fronte a qualcuno? Potresti essere stato nervoso per aver impressionato questa persona, sia che tu stia andando ad un primo appuntamento emozionante o che stai entrando in un colloquio di lavoro. Intuitivamente e inconsciamente, la maggior parte di noi comprende l'importanza del linguaggio del corpo e come possiamo usarlo a nostro vantaggio. Quando entriamo in un locale notturno con un vestito nuovo, potremmo camminare con le spalle indietro e la testa in su. Riteniamo di avere un bell'aspetto, quindi agiamo di conseguenza per mostrare agli altri quanto siamo sicuri. A volte chiudiamo gli occhi con un amico quando qualcun altro dice qualcosa di stupido, condividendo un momento di divertimento. Il linguaggio del corpo è forse una delle forme di comunicazione più grande che noi umani abbiamo.

Senza il linguaggio del corpo, avremmo serie difficoltà a capire cosa vogliono dire gli altri quando parlano e faremmo fatica ad avere una prima impressione su alcuni. Mentre le parole possono dirci dove essere o cosa è successo, il linguaggio del corpo trasmette alcune delle informazioni più importanti sulla persona con cui stiamo parlando, indipendentemente dal fatto che ci piacciano o meno, che provino attrazione, ci odino, siano nervosi o mentano.

I segnali del corpo

Prossimità

Hai mai bevuto una bella tazza di caffè su una panchina con qualcuno e hai capito quanto ti stanno vicini? Si stanno avvicinando per ascoltare quello che dici e sembrano essere più vicini rispetto all'inizio della conversazione. Se qualcuno è seduto vicino a te, questo è un segno che gli piace la tua compagnia e vogliono sentirti vicino (sia platonicamente che romanticamente). Stare seduti un po' lontano, o allontanarsi quando ti avvicini, suggerisce che non si fidano molto di te o che non apprezzano particolarmente la tua compagnia.

Indizi non verbali associati alla seduta

Stare seduti sembra un'attività abbastanza semplice. Il modo in cui ci sediamo, tuttavia, può rivelare un bel po' di noi stessi. Se sai a cosa prestare attenzione nel modo in cui qualcuno siede, avrai alcune intuizioni sul loro stato mentale ed emotivo e su come si sentono realmente.

Gambe incrociate

Molte persone incrociano una gamba sopra l'altra quando parlano. Quando qualcuno incrocia la caviglia sopra il ginocchio e il riposo è in cima, sono dominanti e sicuri di sé. In generale, ci sono tre parti del corpo che qualcuno esporrà se sono sicuri e rilassati; l'ombelico, il collo e il cavallo. Queste sono aree vulnerabili, quindi se qualcuno le espone, trasmettono che si sentono al sicuro. Al contrario, incrociare le gambe alle caviglie, bloccandole insieme, può indicare timidezza o apprensione. Incrociare le gambe alla caviglia è comune nelle situazioni di intervista o quando qualcuno può essere nervoso, come incontrare i genitori del loro partner. Il modo più comune in cui le persone incrociano le gambe, un ginocchio sopra l'altro, può avere un doppio significato. Se qualcuno incrocia la gamba verso di te, è più probabile che ti amino e si godano la tua compagnia. Incrociando una gamba lontano da te può significare che non sono interessati a te sessualmente o vogliono creare una certa distanza tra voi due.

Toccando e agitando i piedi

Questo è un classico esempio di agitazione. Qualcuno che sta agitando la gamba o scuotendo il piede è molto probabilmente ansioso o impaziente. Questo è il motivo per cui vediamo così spesso questa azione durante gli esami o nelle sale d'attesa: sono entrambe circostanze spesso piene di aspettative!

Diffusione delle gambe

Qualcuno che si siede con le gambe aperte sta dimostrando di essere dominante. Questa posizione occupa un bel po' di spazio e apre i corpi. Se un uomo lo fa a un membro del sesso preferito, potrebbe anche segnalare attrazione, poiché sta esponendo la sua zona inguinale a quella persona.

Indizi non verbali associati alle braccia

Ah sì, le braccia! Li usiamo per abbracciare, salutare gli altri, fare esercizi e ballare. Le braccia sono un modo interessante col quale il nostro corpo può parlare agli altri perché sono quasi come una porta sul nostro busto, che è una parte abbastanza vulnerabile del nostro corpo. Con questo in mente, le braccia possono trasmettere ogni sorta di informazione su come si sente una persona, e sapere a cosa prestare attenzione può essere molto utile.

Braccia incrociate

Quando qualcuno ha le braccia incrociate davanti a sé piegate davanti al petto, preparati a una conversazione forse tesa. Se fai una domanda a qualcuno e lo fanno, potrebbero sentirsi irritati, ansiosi o insicuri. Potrebbero anche cercare di creare una distanza emotiva da te, creando una barriera tra te e loro. Non temere, a volte, questo gesto significa anche che qualcuno sta pensando profondamente a ciò che hai appena detto o chiesto, soprattutto se il resto del loro linguaggio del corpo sembra relativamente rilassato.

Una o entrambe le mani sui fianchi

Stare in questa posizione trasuda spesso dominio fino al punto di ostilità o aggressività. I gomiti appuntiti che fungono da barriera al busto quasi urlano, "non avvicinarti di più"! Qualcuno che sta in piedi con una o due mani sui fianchi potrebbe cercare di sembrare sicuro e indipendente: perché altrimenti i modelli di moda usano questa posa così spesso?

Agitare le braccia mentre si parla

Questo gesto può andare in entrambe le direzioni, emotivamente parlando. Tenere il braccio davanti il corpo, soprattutto se con la mano vicino ai genitali, indica difesa, auto protezione (è tipico delle donne che tengono la borsa a tracolla sul davanti come a voler creare un'ulteriore barriera). Portare le braccia dietro la schiena con le mani giunte, tipico invece degli uomini, indica forza, autorità, sicurezza di sé.

Espressioni non verbali associate a dita e gesti delle mani

Usiamo le mani e le dita per qualsiasi cosa che richieda precisione e attenzione ai dettagli. Le mani possono afferrare piccoli oggetti e muovere il dito verso le cose che vediamo. I bambini sperimentano la prima esperienza attraverso le dita e le mani, basta guardare quanto forte può essere la loro piccola presa.

La stretta di mano

Per presentarsi, la maggior parte delle persone tende a prendere la mano per afferrare l'altra persona e tenerla saldamente. In generale, qualcuno che inizia con una stretta di mano, è un segno di calore e cordialità. Vogliono conoscerti e non vedono l'ora di parlare di più.

Toccando il naso

A volte quando fai una domanda, qualcuno che sta mentendo può iniziare a toccarsi il naso. Questo può sembrare casuale, ma ci sono alcuni fatti di biologia che sostengono il motivo per cui ciò accade. Quando le persone mentono, il corpo rilascia sostanze chimiche che causano il flusso di parte del sangue sul nostro viso. Ciò può causare un po' di prurito al minimo pizzicore e chiunque tende a toccare le aree che si sentono in questo modo. Il bugiardo non solo non si renderà conto di cosa stia facendo, ma non si accorgerà nemmeno di avere un piccolo prurito al naso.

Mani dietro la schiena

La qualità più evidente di questa posa è la vulnerabilità che lascia il busto. Se qualcuno consente tale vulnerabilità, prendi nota. Avere le mani dietro la schiena può segnalare la sottomissione ad un'altra persona. Il rovescio della medaglia, tuttavia, può anche trasmettere sicurezza, poiché lasciare il busto così vulnerabile suggerisce che qualcuno è sicuro di non essere ferito.

Esporre i palmi

Esporre i palmi delle mani e i polsi è un modo per esporsi. Basti pensare a quanto sono sensibili i palmi delle mani e quante vene delicate contengono i polsi. Esporre queste aree trasmette più fiducia e apertura di quanto possiate immaginare. Se qualcuno ti espone i polsi e i palmi delle mani, ti sta comunicando apertura e affidabilità. Esponendo i palmi, qualcuno ti sta inconsciamente mostrando che non hanno nulla da nascondere.

Afferrare e giocherellare con le mani

La persona che sta stringendo le mani, strofinandole insieme e agitando le proprie dita potrebbe aver bisogno di un abbraccio. Questa è un'azione auto-pacificante, nel senso che è un tentativo di calmarsi e rilassarsi. Qualcuno che lo fa potrebbe essere in difficoltà, ansioso o spaventato da qualcosa. Se vedi qualcuno che lo fa, sii gentile, potrebbe averne bisogno più di quanto tu possa pensare.

Gesti non verbali della testa

Il viso e la testa probabilmente trasmettono il cuore delle nostre emozioni. C'è molto di più di un granello di verità nel detto che dice: "i loro occhi sono le finestre dell'anima". Possiamo raccontare le emozioni e l'interesse di qualcuno in ciò che stiamo dicendo in base alle loro espressioni facciali e al loro orientamento fisico nei nostri confronti.

Annuendo su e giù

Quando qualcuno annuisce su e giù, questo indica l'approvazione o l'accordo su qualsiasi cosa tu stia dicendo. Se accompagnato da un contatto visivo, la persona intende comunicare che stanno prestando molta attenzione a ciò che stai dicendo. In generale, questo è un buon segno, qualcuno che ascolta è educato e ti dà il tempo e l'attenzione che meriti durante un'interazione.

Sopracciglia alzate

Le sopracciglia alzate sono un segno di interesse, sessuale o di altro tipo. Se le sopracciglia di qualcuno si alzano leggermente quando ti vedono, ci sono buone probabilità che abbia interesse per te. Se è un amico o una relazione più platonica che lo fa mentre parli, potrebbero esprimere sorpresa o shock. Pensala in questo modo: sollevando le sopracciglia, stanno aprendo di più gli occhi, quasi a mostrarti qualcosa in sé (attrazione) o a prendere più informazioni (come quello che stai dicendo e mostrando).

Il sorriso chiuso

Un grande sorriso a trentadue denti indica la vera felicità e piacevolezza, ma che dire del sorriso stretto e a bocca chiusa? Questo tipo di sorriso è un po' meno felice. Qualcuno che sorride in questo modo potrebbe cercare di nascondere qualcosa o potrebbe falsificare un sorriso amichevole per il gusto delle apparenze. Pensa di dover dire ciao a qualcuno che non ti piace particolarmente; vuoi essere educato, ma è difficile convincerti a farlo. Potresti aver inconsciamente mostrato a questa persona un sorriso con la bocca chiusa per essere amichevole senza rivelare molto su te stesso.

Microespressioni

Una microespressione è un display ultraveloce di una particolare emozione che lampeggia sul viso di qualcuno. È così rapido che un osservatore non addestrato di solito non è in grado di catturarlo. Anche la persona che ha esibito la microespressione non è consapevole di averlo fatto. Le sette microespressioni universali sono disprezzo, disgusto, felicità, sorpresa, rabbia, tristezza e paura. Queste espressioni sono così primarie che sono espresse allo stesso modo tra tutte le persone, indipendentemente da dove siano state allevate. Le microespressioni delle persone appariranno identiche, che siano persone americane, giapponesi o haitiani.

Linguaggio del corpo e attrazione

Molto raramente scopriamo che qualcuno è attratto da noi in base alle loro parole, almeno inizialmente. A volte ci allontaniamo da una conversazione con la sensazione che questa conversazione sia stata in qualche modo un po' più civettuola del solito. Forse la persona ha avuto più contatto visivo del solito o ci ha toccato il braccio ad un certo punto. Spesso abbiamo difficoltà ad accertare se qualcuno è interessato a noi romanticamente o sessualmente perché alcuni spunti del linguaggio del corpo possono essere facili da perdere e spesso non siamo sicuri di noi stessi in situazioni romantiche. Detto questo, uomini e donne possono esprimere attrazione attraverso il loro linguaggio del corpo in modo molto diverso e sapere come i due sessi si esprimono sessualmente può essere utile e chiarire molta confusione.

Come le donne mostrano attrazione

Spesso, quando le donne mostrano attrazione per te, lo fanno mettendo in mostra le parti più femminili del loro corpo. Tienilo a mente quando ti gratti la testa chiedendoti se le piaci.

Toccando i suoi capelli

Questo è il classico momento del film in cui il protagonista maschile sta guardando negli occhi lei mentre ha una conversazione mondana, e lei si nasconde un po' di capelli dietro le orecchie o li fa roteare un po' attorno alle dita. Potrebbe anche lanciarsi i capelli dietro la spalla. Lo fa per attirare l'attenzione su una parte femminile di sé stessa e anche come tecnica inconscia di toelettatura per apparire al meglio per te.

In piedi all'attenzione

Questa è la postura più sexy di una donna, e sicuramente lo sta facendo apposta. Che cosa sembra? È tutto nell'arco della sua schiena. Quando

25

una donna inarca la schiena, mostra il suo seno e le natiche, facendole apparire prominenti, più grandi e più vivaci. Lo sta facendo per attirare la tua attenzione e mostrare la merce. Goditi il panorama, poi vai a chiederle se puoi offrirle da bere.

Toccandosi

Quando una donna si strofina il collo, le spalle o le gambe in tua presenza, considerati fortunato! Questi gesti a volte sono un invito all'intimità. Strofinando queste aree sul suo corpo, inconsciamente sta suggerendo che vuole che anche tu la tocchi. Detto questo, non balzare addosso a questa povera donna. Invece, prendi questi gesti come un piccolo invito per avvicinarti ed entrare nel suo spazio. Lei apprezzerà che tu lo faccia lentamente.

Lo sguardo

Ti sta guardando molto e poi distoglie lo sguardo? Se restituisce il tuo sguardo e lo tiene quando i tuoi occhi si incontrano, ci sono buone probabilità che sia incuriosita. Il contatto visivo prolungato tra due persone è un momento intenso e vulnerabile. Per la maggior parte delle persone, un simile aspetto trasmette aggressività, intimidazione o attrazione. Se continua a guardarti e non sembra preoccuparsi del contatto visivo, vuole che tu inizi il contatto.

Regolazione dell'abbigliamento

Questo è carino. Se continua a toccare i suoi gioielli e ad adattare i suoi vestiti, specialmente in modi che espongono di più il suo corpo, vuole esporsi di più. Ad esempio, rimboccarsi le maniche o togliersi il maglione, anche se la stanza è fredda, sono segni che vuole che tu veda più del suo corpo. Inoltre, se sembra che si stia agitando con i suoi vestiti e si aggiusti continuamente, si sta impegnando per rendersi il più attraente possibile per te.

Come gli uomini mostrano attrazione

Non aver paura! Gli uomini certamente comunicano anche con i loro corpi, ma in modi più assertivi delle donne. Gli uomini useranno spesso manifestazioni fisiche di dominio per mostrare la loro attrazione per te. La maggior parte del linguaggio di attrazione del corpo maschile è un segnale inconscio di forza e potenza, a differenza delle donne che tendono ad attirare l'attenzione sulle caratteristiche della loro bellezza. La prossima volta che vuoi sapere se dovresti parlare con quel ragazzo dall'altra parte del bar, pensa a questi suggerimenti prima di sparare.

Posizione del piede

Se un ragazzo è interessato a te, vorrà inclinarsi verso di te in un modo o nell'altro. Se il suo corpo o la sua faccia non sono rivolti a te ma i suoi piedi lo sono, è un buon segno. Se gli piaci, inclinerà i piedi nella tua direzione per segnalare interesse.

È comodo toccarti

Immaginati su una panchina con un ragazzo quando le ginocchia si toccano accidentalmente. Si allontana o lascia che restino lì, continuando a toccarsi? Se è quest'ultimo, congratulazioni! Gli piaci e brama il tuo tocco. È abbastanza contento di averti nel suo spazio personale.

In mostra il pacchetto

Questa è piuttosto una mossa. Si verifica quando un ragazzo è fiducioso, le gambe leggermente divaricate, con i pollici appoggiati ai passanti della cintura o le mani in un'area simile. In questo modo, sta mostrando i beni e mostrando un lato più sessuale di sé stesso, attirando l'attenzione sul suo organo sessuale.

Toccarti

Gli uomini a volte sono un po' più avanti rispetto alle donne quando si tratta di iniziare il tocco. Potrà toccarti la schiena, la spalla o il ginocchio (se ti senti già a tuo agio). Rompendo la barriera tattile, sta chiarendo che ti vuole nel suo spazio personale e sta pensando di toccarti ancora di più in seguito.

Ti guardo negli occhi

Ancora una volta, gli uomini tendono ad essere un po' più aggressivi delle donne quando si tratta di linguaggio del corpo e attrazione. A differenza delle donne, che possono guardare al loro interesse e poi distogliere lo sguardo, gli uomini cercheranno di mantenere un contatto visivo prolungato. Controlleranno anche il tuo corpo, muovendo gli occhi su e giù.

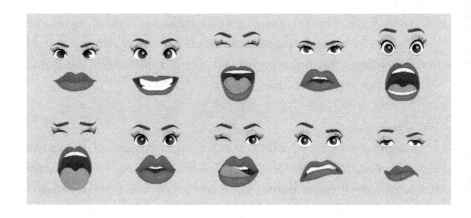

"L'autentico viaggio di scoperta non consiste nell'esplorare nuovi territori, bensì nel vedere con occhi nuovi."

Thorsten Havener

Capitolo 3. Persuasione: come influenzare le persone con tecniche di PNL.

P er sviluppare la capacità di comunicare in modo persuasivo, è innanzitutto necessario comprendere i principi linguistici persuasivi chiave. Questa sezione evidenzia questi principi e cerca di aiutarti a comprendere gli elementi chiave su cui devi lavorare per migliorare le tue abilità di persuasione.

L'influenza vera e duratura si verifica nella mente subconscia

Per padroneggiare il linguaggio persuasivo, il principio chiave che devi comprendere è che l'influenza duratura e vera si verifica solo a livello della tua mente subconscia e non nella tua mente cosciente.

Il tuo subconscio è un gigantesco banco di memoria con una capacità illimitata. Memorizza tutte le piccole e grandi informazioni relative a tutto ciò che ti accade. Il tuo subconscio ha il compito di archiviare e recuperare i dati e assicurarti di rispondere in modo adeguato.

Anche il tuo subconscio è soggettivo e non ragiona o pensa in modo indipendente. Obbedisce ai comandi impartiti dalla mente cosciente. La mente cosciente lavora come un giardiniere che pianta semi nella tua mente subconscia, che funge da giardino in cui i semi piantati germogliano e poi crescono.

La tua mente cosciente dirige il tuo subconscio a comportarsi in un certo modo e il tuo subconscio semplicemente gli obbedisce. Mentre la tua mente cosciente comanda il tuo subconscio, la mente subconscia detiene tutto il potere perché immagazzina tutti i dati. Quindi, per convincere qualcuno, devi fare appello alla mente subconscia della persona.

La tua mente cosciente comunica usando pensieri e logiche concrete. Al contrario, il tuo subconscio comunica tramite sentimenti, emozioni e intuizione. Persuadere tuo marito a comprarti una macchina nuova, usando fatti, cifre e dati logici non ti aiuterà a connetterti con lui né a convincerlo.

Invece, dovresti prendere di mira il suo subconscio e usare emozioni e sentimenti. Puoi farlo dicendogli quanto è straordinario e come sei contenta di lui; quindi, affronterai indirettamente l'argomento dell'acquisto di una nuova auto.

Allo stesso modo, se vuoi che il tuo capo ti dia un rilancio, userai l'elemento emotivo per convincerlo. Ti concentrerai su quanto valore apporti all'azienda invece di usare la logica per far valere il fatto che meriti un aumento. Questa tattica ti aiuterà a raggiungere facilmente il tuo obiettivo poiché gli esseri umani sono creature fatte di emozioni.

Gli esseri umani sono creature dell'emozione

La significativa citazione di Dale Carnegie spiega chiaramente quanto segue: per convincere gli umani, devi indirizzare le loro emozioni. Per persuadere qualcuno, devi concentrarti sulle emozioni, mantenendo allo stesso tempo un equilibrio tra sentimenti e logica. Logica ed emozioni sono le chiavi per convincere chiunque. In quanto tale, convincere delicatamente i tuoi ascoltatori significa che devi trovare un equilibrio tra loro.

Le emozioni creano azione, movimento ed energia. Una conversazione basata sulla logica può sembrare noiosa, ma aggiungendo la giusta quantità di emozioni, puoi immediatamente ravvivare e trasmettere efficacemente il tuo messaggio.

Tuttavia, se la tua conversazione è priva di logica, potrebbe non piacere agli ascoltatori intelligenti. Questo è il motivo per cui è importante mantenere l'equilibrio tra emozioni e logica, in modo da poter fare appello a tutti i tipi di pubblico, a coloro che si influenzano con l'emozione e a quelli che si influenzano con la ragione. Questa abilità è ciò che questo libro ti insegnerà.

La sottigliezza è il modo di persuadere le persone

Tutti hanno in mente qualcosa chiamato facoltà critica. La facoltà critica si comporta come un firewall per computer; filtra le idee in base a logica e ragionamento. È progettato per proteggerci da informazioni dannose o errate consentendoci di scegliere quali informazioni potremmo accettare e quali informazioni non sono buone per noi e dovrebbero essere respinte. Tuttavia, è anche il più grande ostacolo che dobbiamo affrontare quando proviamo a persuadere qualcuno, aiutarli a vedere oltre i loro limiti o guidarli verso un nuovo punto di vista.

Nella persuasione, l'obiettivo è di comunicare con la mente subconscia di qualcuno senza obiezioni e superare questa facoltà critica. Per aggirare il pensiero critico di quella persona, devi aggiungere sottigliezza al tuo discorso.

La sottigliezza si riferisce alla comunicazione del tuo messaggio in modo efficace, fermo e gentile. Al fine di convincere qualcuno a vedere le cose a modo nostro, non vogliamo ingaggiare una battaglia di "ingegno" o provare a dimostrare a qualcuno di essere in torto, in effetti è esattamente il contrario. Fare questo non ti aiuterà a convincere le persone. Piuttosto, farà in modo che tu non piaccia alla gente. Invece, vogliamo utilizzare suggerimenti e trigger per accedere direttamente al loro subconscio, al fine di guidarli delicatamente al nostro punto di vista.

Per influenzare le persone senza ferire i loro sentimenti, devi aggiungere sottigliezza al tuo discorso, che è il punto in cui arrivano le emozioni. La sottigliezza ti aiuta a usare i trigger e i suggerimenti per accedere al subconscio di una persona e guidarli delicatamente verso il tuo punto di vista.

Immaginate di lavorare con un team su un progetto e trovate un buon modo per svilupparlo. Tuttavia, temete che la vostra idea possa dispiacere al capogruppo perché contraddice l'idea dello stesso. Qui, per dimostrare il tuo punto di vista, potresti ragionare con il leader del gruppo, ma temi che questa strategia possa alienarti dal gruppo. Tuttavia, poiché ritieni che la tua idea abbia maggiori possibilità di successo, decidi di utilizzare le emozioni per convincere il leader del gruppo.

Ti avvicini delicatamente al capogruppo e gli fai i complimenti per il buon lavoro che sta facendo e su come sta dirigendo la squadra. Questo immediatamente rallegra il leader del gruppo che finisce per amarti. Quindi, fai valere abilmente la necessità di lavorare nell'interesse dell'azienda e del progetto.

Una volta che il capogruppo accetta la tua idea, indirizzi la conversazione verso la tua idea affermando che l'hai letta da qualche parte. Facendo appello alle emozioni del leader, dirigi delicatamente la sua attenzione verso la tua idea senza offenderlo.

Come puoi vedere, la delicatezza e le emozioni ti aiutano a influenzare le persone. In questo libro, scopriremo molte strategie che ti aiuteranno a attingere al subconscio delle persone e ad influenzarle nel modo più efficace possibile.

Ormai, hai imparato le basi della PNL, la persuasione subliminale, la lettura a freddo e diversi aspetti dell'analisi che puoi utilizzare per comprendere e conoscere le persone senza interagire direttamente con loro. Ora, la domanda è: come puoi davvero usare queste abilità per manipolarle nel fare le tue offerte? Bene, ci sono molti modi diversi che incorporano tutte queste abilità senza rischi etici o morali per te stesso. Questo capitolo spiega diversi trucchi per convincere davvero un altro, utilizzando tutto ciò che hai imparato da questo libro. Esistono diversi modi in cui puoi affrontare una situazione e ognuno richiede una tattica o un approccio diversi. È importante conoscere diversi modi per persuadere gli altri e in questo capitolo vengono forniti esempi di queste situazioni. Tuttavia, è importante ricordare queste regole che si applicano a ogni trucco persuasivo.

Sii osservatore

Non puoi andare da nessuna parte se non presti attenzione all'ambiente circostante, alla situazione o, soprattutto, alla persona che stai cercando di persuadere. L'umore, il comportamento e la situazione devono essere appropriati per il momento affinché il trucco sia efficace. Ricorda come leggere il linguaggio del corpo e sapere come leggere questa persona prima di tentare di manipolarlo in qualsiasi cosa. Ad esempio, in una tattica che verrà descritta in questo capitolo, la chiave del successo è mantenere la persona concentrata sulla conversazione. Se non stai prestando attenzione alla passione e all'attenzione necessarie per far funzionare il trucco, il tuo successo è improbabile. L'attenzione e l'osservazione sono le chiavi della manipolazione.

Onestà e affidabilità

Nessuno seguirà i consigli o i suggerimenti di qualcuno di cui non si fidano. Anche se la situazione non richiede un rapporto o una relazione pre-sviluppata, devi apparire affidabile. Ricorda gli indicatori di disagio e menzogna quando si tratta del linguaggio del corpo ed evitali quando parli. Se stai dicendo una mezza verità o stai persino mentendo per ottenere ciò che desideri da qualcuno, non puoi farlo tenendo le mani dietro la schiena e spostando il peso da un piede all'altro. Se puoi, sii sinceramente onesto, specialmente se l'altra persona non se lo aspetta. Se sembri affidabile, le persone risponderanno di conseguenza.

Ora che sai tutto ciò di cui hai bisogno per avere successo, di seguito sono elencati diversi esempi di come puoi convincere qualcuno a fare quello che vuoi. Queste tecniche vanno da piccoli favori a grandi idee, e ognuna è stata disegnata da una fonte diversa. Avrai una tattica per ogni occasione e se segui le regole sopra elencate e ricordi tutte le conoscenze che hai acquisito in questo libro, avrai successo e otterrai tutti i vantaggi di cui hai bisogno per ottenere ciò che desideri.

Supera la tua idea

Una tattica di PNL utilizzata spesso nel settore delle vendite è quella di usare un'intensa passione per promuovere l'idea che vuoi vendere a qualcuno. È una pratica comune usata da chiunque cerchi di vendere un prodotto e funziona. Sono stato costretto ad acquistare qualcosa di cui mi sono pentito molte volte in base unicamente alla tecnica di vendita. Sono ancora turbato dal fatto che quella crema per la pelle non mi abbia dato una pelle perfetta. Quando esageri i benefici di un'idea e poni l'accento sui punti principali che potrebbero venderla, la tua logica sembra solida ed è difficile discutere. Se qualcuno non ha davvero bisogno di qualcosa, non dire loro che ne hanno bisogno, spiega perché ne hanno bisogno. Non avvicinarti nemmeno all'idea di dare loro l'opzione. Se desideri che qualcuno effettui una donazione alla tua organizzazione preferita, di' loro che in tal modo ne trarranno beneficio, tanto quanto contribuirà a beneficiarne l'organizzazione stessa. Preparali per farti seguire prima ancora che sappiano cosa vuoi proporre. Questa tecnica funziona bene quando vuoi che qualcuno prenda qualcosa, motivo per cui viene insegnato a tutti gli addetti alle vendite e viene utilizzato nelle pubblicità. Funziona bene anche con la tecnica opposta, cioè quando si semplifica eccessivamente l'idea.

Semplifica eccessivamente la tua idea

Se l'idea è complicata e presenta degli svantaggi, potrebbe essere utile semplificarla eccessivamente. La semplificazione eccessiva, per definizione, è di tralasciare le informazioni e semplificare ciò che includi fino a quando non viene distorto. Per fare questo in persuasione, modifichi ciò che dovresti spiegare quando si tratta della tua idea. Se vuoi che qualcuno prenda lezioni di arti marziali con te, ma sai che a loro non importa molto, potresti provare questa tecnica. Descrivi i benefici dell'apprendimento di un'arte marziale. Potresti spiegare come sarai più attivo e in forma, avrai i mezzi per difenderti in caso di emergenza e imparerai le mosse da sfoggiare in caso di necessità. Forse potresti offrire di mostrare alcuni video di tecniche di arti marziali di successo che sono visivamente accattivanti. Se usi abbastanza passione quando vendi, l'idea di un lieve infortunio potrebbe non passare per la mente al tuo amico. Tuttavia, nel caso di questo esempio, potrebbero non ringraziarti più tardi.

Mettiti in una posizione neutra

Se possibile, mantenere l'illusione della neutralità e limitare ogni pregiudizio percepito. Ad esempio, se la ragazza del tuo amico lo ha implorato di tagliarsi i capelli, quindi ti guarda per una seconda opinione, non dovresti esprimere alcun reale interesse. Comportandosi come se la tua opinione fosse completamente priva di motivazione, il tuo amico probabilmente sceglierà il taglio di capelli e la sua ragazza potrebbe anche doverti un favore.

Cambia l'ambiente a tuo vantaggio

Gli studi hanno dimostrato che l'ambiente in cui si trova qualcuno può avere un impatto sulle loro decisioni. Ciò varrebbe come una forma di persuasione subliminale. Ad esempio, se hai un disperato bisogno di un partner di studio per un prossimo esame, non dovresti chiederlo al tuo partner preferito nel centro commerciale. Il centro commerciale è circondato da attività divertenti, luci intense, musica e altre distrazioni. Tuttavia, se glielo chiedessi in un ambiente che stimola l'idea di studiare nel suo cervello, come la biblioteca, è più probabile che sia d'accordo con te. Gli studi hanno dimostrato che il cervello funziona in modo diverso in ambienti diversi, motivo per cui può essere difficile riconoscere un collega in un supermercato. Se vuoi che qualcuno effettui una transazione commerciale, il tuo successo è più probabile se c'è una valigetta e una penna stilografica nella sua visione, poiché questi elementi tendono a far emergere il desiderio di denaro nelle persone.

Parla velocemente

Se ti trovi coinvolto in una discussione che prevedi di vincere, velocizza il tuo discorso. Se parli in fretta, sembri più preparato sugli argomenti e il tuo avversario ha molto meno tempo per pensare a una risposta coerente, poiché si concentra invece sull'elaborazione dei tuoi argomenti. L'altra persona si agiterà nella loro confusione e inciamperà sui loro argomenti. Alla fine lasceranno cadere la loro parte del disaccordo per la frustrazione e ne uscirai vittorioso. Fai attenzione ai segni di irritazione e frustrazione sul viso. Se vedi questi segni, sei vicino alla vittoria.

Imburrali prima del tempo

Se usi la persuasione subliminale e la PNL per fornire idee sul fatto che qualcuno debba fare qualcosa o eccellere in una determinata area, è necessario che lo facciano, ci crederanno. Se lo fai in anticipo, quando arriva il momento di chiedere quel favore o proporre l'idea, vorranno seguirlo. Ricorda le regole della persuasione subliminale, tuttavia. Le idee non dovrebbero provenire da te. Sottolinea gli oggetti che possono mettere l'idea nella loro testa, oppure mostra la tua reazione ogni volta che viene messa in luce la loro idea

In caso di dubbio, riscuoti un favore

Il modo più semplice per chiedere un favore è fornirne uno in anticipo. Se aiuti il successo di qualcuno in qualche modo, o li tiri fuori da una situazione difficile, si sentiranno inclini a restituire questo atto di gentilezza in seguito. Se ti stai dipingendo come una persona onesta e genuina come descritto nella tattica della PNL, l'atto sembrerà autentico. Coloro che hanno ricevuto qualcosa da una persona generosa sentono sempre l'obbligo di restituire il favore. È meglio, tuttavia, incorporare la persuasione subliminale e non dire apertamente che ti devono un favore.

Nulla fa sembrare un atto gentile più benevolo di un altruista senza reciprocità. Ad esempio, potresti iniziare l'affermazione con "Mi farai un favore?", invece di chiedere loro di fare il favore. A causa del precedente favore o dei favori che hai fatto per loro, risponderanno prima ancora di sapere di cosa si tratta. Questo metodo è particolarmente utile se ritieni che non apprezzeranno la richiesta.

Scioccali

Questo può essere fatto in più modi. Un modo per scioccare una persona è mostrare ciò che sai, o forse ciò che non conosci, su di loro. Questa è un'ottima occasione per provare qualche lettura a freddo e mostrare le tue capacità di analisi. Se sai molto di qualcuno, devi aver prestato attenzione e cura sinceramente. Se lo fai e non concedi all'altro il tempo di pensare all'azione appena avvenuta, probabilmente faranno ciò che suggerisci senza ripensarci. Non usare questa tattica spesso tuttavia, poiché un atto scioccante non è così scioccante se viene fatto più volte. Ad esempio, potresti sorprenderli con il loro pasto preferito o fare un commento su un loro interesse che hanno menzionato in passato.

Il ricatto esiste

Spesso un atto disperato, che probabilmente farà perdere la fiducia che avete costruito in qualcuno, è il ricatto. Poiché è così rischioso, è meglio evitare tutti i ricatti. Tuttavia, se assolutamente necessario, hai le capacità per farlo in modo efficace. Con la lettura a freddo, puoi estrarre informazioni dalla persona che desideri ricattare. Una strana macchia di rossetto sul viso del tuo amico maschio, una bugia che hai sentito dire a qualcuno e che potresti minacciare di condividere o usando una vaga affermazione su qualcosa che avrebbero potuto fare di cui non sai nulla, mentre permetti loro di colmare le lacune e " realizzare" ciò che vuoi dire. Questi stessi trucchi possono essere utilizzati anche nel caso vogliate guadagnare un favore. Potresti suggerire di aver notato quel rossetto o di aver sentito quella menzogna e promettere che manterrai i loro segreti.

Non solo manterrai la relazione di cui hai bisogno per ottenere ulteriori favori da questa persona, ma non guadagnerai una cattiva reputazione che potrebbe impedire un'ulteriore manipolazione di altre persone. Ricorda, un aspetto importante della persuasione è apparire degno di fiducia.

Cosa fanno le persone inconsciamente

Un semplice trucco che ho usato personalmente è quello di distrarre qualcuno mentre lo guidi a fare qualcosa. Questi atti devono essere semplici e avrai bisogno di un po' di attenzione da parte dell'altra persona. Potresti coinvolgerli in una conversazione su qualcosa di cui sono appassionati o interessati. Rimani impegnato in questa conversazione e continua. Se vuoi che mantengano qualcosa, aprano una porta o eseguano un'altra semplice attività, puoi guidarli all'atto mentre continua la conversazione. Senza accorgersene, il tuo compagno farà ciò che desideri inconsciamente. Potrebbe non essere una manipolazione stravagante, ma può semplificarti la vita se sei andato a fare shopping con questa persona e vuoi, per esempio, che portino le valigie. Guidarli all'atto deve rimanere sottile, poiché il loro focus deve rimanere sulla conversazione. Quando si rendono conto di ciò che è accaduto, l'atto di solito è finito, non lo notano affatto. Ad esempio, conosco qualcuno che ha più passione per un videogioco, di quanto la maggior parte delle persone abbia per qualsiasi altra cosa. Camminando verso casa sua, non mi andava di tenere la borsa che avevo portato con me. Casualmente ho sollevato la conversazione su questo gioco e ho visto i suoi occhi illuminarsi. Quando ha iniziato a parlare, ho fatto alcune domande per farlo andare avanti. Ho colto l'opportunità quando la sua mano si è estesa a me mentre mi ha spiegato un concetto e gliel'ho consegnata. Non sembrava accorgersene mentre continuava a descrivere con entusiasmo una razza immaginaria di elfi. Continuò semplicemente a tenere la borsa mentre parlava fino a casa sua. Se gli avessi chiesto di tenere la mia borsa senza usare la persuasione, forse lo avrebbe fatto, o forse no.

Accendilo

Cambiare sia la scelta delle parole che la durata della frase aumenterà le tue possibilità di ottenere un "sì" per la richiesta che stai chiedendo. L'uso di frasi "io" anziché "tu" o "non" invece di "non puoi" indurrà la persona a cui stai facendo la richiesta, ad accettare. Questa è una forma di persuasione subliminale, in quanto non si chiede apertamente ciò che si desidera. Ad esempio, la frase "Andrai al grande magazzino?" Non sembra attraente come "Sono così esausto, e devo ancora andare al grande magazzino". Se giochi a fare la vittima e sembri aver bisogno di aiuto, l'altra persona potrebbe venire in tuo soccorso. Ciò è particolarmente vero se di recente hai fatto un favore a loro. Cambiare la lunghezza della frase è sia un trucco dell'autore che un trucco per gli oratori per mantenere coinvolto il pubblico. Se si alternano frasi lunghe e brevi, la tua affermazione suona più attraente per l'orecchio e sembri più sicuro. Gli autori cambieranno la lunghezza delle frasi quando descrivono una scena, per dare ai lettori una pausa dalle lunghe frasi per un momento. È difficile seguire un grande blocco di parole, anche se è parlato. È anche importante utilizzare descrizioni accattivanti delle parole anziché semplici frasi. Convincere qualcuno a mangiare cibi biologici è più possibile se si usano parole come "tutto naturale" invece del semplice "sano". Questo è il motivo per cui gli annunci pubblicitari esclamano, di solito in lettere grandi, descrizioni caricate del loro prodotto.

Linguaggio del corpo mimico

Quando qualcuno vede in te familiarità, anche a livello inconscio, risponderà in modo più positivo alle tue richieste. Puoi rispecchiare il linguaggio del corpo di una persona mentre usi anche qualsiasi altra tecnica, questo può agire come quel tocco in più che ti darà ciò che vuoi. Ad esempio, se hai sviluppato il rapporto necessario con questa persona, hai impostato l'ambiente di cui hai bisogno, eppure ti senti ancora come se avessi bisogno di una spinta in più per guidare l'idea, puoi guardare il loro movimento e studiare il modo in cui si spostano i capelli dagli occhi.

Hanno incrociato più volte le gambe? Piccoli movimenti che non si rendono conto di fare dovrebbero essere al centro dell'attenzione quando studi il loro linguaggio del corpo. Se vedono qualcosa di sé stessi in te, a livello inconscio, si fideranno di te di più e saranno più aperti ai tuoi suggerimenti.

Fai attenzione

Potrebbe sembrare un'idea troppo semplice, tuttavia presta attenzione a qualcuno. Se hai appena ascoltato ciò che l'altra persona sta dicendo e hai usato il tuo linguaggio del corpo per mostrare che stavi ascoltando e interessato poco prima di fare la tua richiesta, è più probabile che tu li persuada. Le persone vogliono essere ascoltate. Se si sentono come se avessi ascoltato e si preoccupassero sinceramente di ciò che hanno da dire, saranno più sensibili verso di te. Puoi farlo affrontandoli con il tuo corpo mentre parlano e stabilendo un contatto visivo con loro. Annuisci nei momenti giusti e fai domande. È importante mettere le tue capacità di analisi al lavoro anche in questo momento. Stanno rispondendo positivamente ai tuoi sforzi? Sembrano essere coinvolti nella conversazione? Il loro umore è appropriato per la richiesta? Mantieni la conversazione leggera, ma assicurati che l'altra persona sia coinvolta e si preoccupi di ciò che sta dicendo.

Approfitta della confusione

Gli esseri umani sono creature abituali. Per natura, tutti tendiamo a seguire una sorta di routine e quando vacilla, ci arrampichiamo. Quando ciò accade, una persona tende ad aggrapparsi all'azione più vicina che può intraprendere in mezzo alla sua confusione. Se questo è successo e la persona è un po' persa, puoi approfittare del momento per suggerire una linea d'azione preferibile. Probabilmente prenderanno qualsiasi tipo di direzione possibile per tornare in pista, quindi accetteranno il suggerimento più facilmente che non se avessero la mente lucida. Ecco un esempio di questa tecnica persuasiva. Il tuo amico va sempre a pranzo in un ristorante specifico il venerdì. Questo venerdì, ti ha chiesto di unirti a lui per raggiungerlo. Non ti importa molto del menu e l'ultima volta che hai cenato lì ti sei sentito male tutta la notte. Tuttavia, il tuo amico è irremovibile e siete sulla stessa direzione verso questo ristorante anche questo venerdì. Oggi c'è una deviazione inaspettata a causa di lavori in corso e il tuo amico è visibilmente disturbato. Ora sarebbe il momento per suggerire un posto diverso. Parla con calma e suggerisci un posto in cui poter navigare in queste nuove circostanze. Il tuo amico, per sfuggire al disordine e alla confusione in cui si è trovato, accetterà di buon grado. Tu avrai la tua scelta di ristorante e il tuo amico ti ringrazierà per essere stato così utile.

Dire bugie

Quando usi la menzogna come tecnica persuasiva, è meglio non farlo con qualcuno con cui hai instaurato una relazione. Sarà meglio mentire con qualcuno con cui non hai costruito le basi della PNL di base e che probabilmente non lo farai mai. Il motivo è che coloro che conoscono la tua reazione di base e il linguaggio del corpo possono individuare i comportamenti ansiosi di una bugia molto più facilmente di qualcuno che ti ha appena incontrato. Quando menti, dovrai utilizzare maggiormente le tue abilità di lettura e analisi a freddo della PNL o della persuasione subliminale. Presta attenzione al loro comportamento e osserva le loro reazioni. C'è sospetto nei loro occhi? Questo può essere visto come tensione nella fronte, labbra increspate e occhi leggermente socchiusi. Se sembrano credere alla tua storia, la loro faccia sarà interessata. Non si agiteranno e occasionalmente potrebbero annuire. È importante prestare attenzione anche al tuo linguaggio del corpo. Ricorda, quando qualcuno si allontana da un altro, viene percepito come un disagio e se nascondono le mani in qualche modo, nascondono qualcosa.

Il paradosso di Ellsberg

Conosciuto per aver trapelato i documenti del Pentagono, Daniel Ellsberg iniziò la sua carriera studiando il processo decisionale. Il suo paradosso è spiegato con un esempio di due urne. Si supponga di avere due urne, R e H rispettivamente, ognuna contenente 100 biglie assortite bianche e nere. L'urna R contiene 49 biglie bianche e 51 nere, mentre la composizione dell'urna H non è specificata. Si supponga ora di pescare casualmente una biglia da ciascuna urna e di non conoscere il colore delle biglie estratte. A questo punto si dovrà decidere quale delle due biglie scegliere (se quella pescata dall'urna R o quella dell'urna H), dopodiché sarà possibile conoscere il colore delle biglie estratte. Nello scegliere la biglia ci si trova di fronte a tale opportunità di scelta:

Scommessa A: Se esce una biglia nera, si vincono 100$

Scommessa B: Se esce una biglia bianca, si vincono 100$

Con le informazioni a disposizione la maggior parte delle persone scelgono la biglia estratta dall'urna R nella scommessa A, ciò implica che la scelta di avere una probabilità certa e ben compresa è preferita confronto alla scelta in condizione di incertezza dell'urna H.

Ciò spiega che le persone tendono ad evitare i rischi. Se presenti una scelta a qualcuno, e fornisci tutti i fatti di uno e ammetti alcuni fattori sconosciuti dell'altro, probabilmente sceglieranno l'opzione che è completa, indipendentemente dai fatti. Puoi usarlo a tuo vantaggio se vuoi influenzare la loro decisione in un modo o nell'altro. Un po' di inganno e semplificazione eccessiva possono essere inclusi in questa tattica, quindi è importante ricordare il tuo linguaggio del corpo e come viene percepito dall'altra persona.

Influenza del gruppo

C'è un motivo per cui le aziende visualizzeranno le loro migliori recensioni in uno spazio visibile sul loro sito web. Le persone spesso basano le loro decisioni sulle statistiche, anche se si tratta di una statistica basata esclusivamente sulle opinioni degli altri e senza scienza o prove. Se un gruppo di persone sono d'accordo con te, è probabile che l'ultima persona che stai cercando di convincere cambi la sua posizione per adeguarsi al voto della maggioranza. Puoi farlo in vari modi, persuadendo gli altri individualmente o scegliendo persone che già conosci e che saranno d'accordo con te per sostenere la tua idea. Proprio come un gruppo di pecore, anche gli umani possono cadere nel complesso del gruppo.

Cosa presentare prima

In ogni situazione, le persone tendono a concentrarsi sulle informazioni che sono state fornite per prime. Questo è il motivo per cui i pettegolezzi sono disapprovati, poiché è probabile che le persone credano alle false voci più che ai fatti, anche se sono state presentate dopo. Se il primo punto della tua idea è debole, l'altra persona potrebbe non seguire, anche se i seguenti punti sono logici e forti. Pensa alla tua scelta di parole e ordina attentamente le parole prima di presentare l'idea. Usa le tue altre abilità per assicurarti che questa persona sia aperta a una nuova idea e portala a casa offrendo i maggiori vantaggi fin dall'inizio. Si concentreranno su questo e hanno maggiori probabilità di essere d'accordo con te. È meglio combinare questo trucco con altri, come lo scambio di favori, il complesso di gruppi o la vendita eccessiva della tua idea.

Contrasta le tue richieste

A volte, se la tua richiesta è grande e probabilmente sarà difficile convincere qualcuno, puoi iniziare con una più piccola in anticipo. Se chiedi a qualcuno di aiutarti con una cosa minore, come correre al negozio per te, potrebbe farlo. Dopo, puoi passare alla richiesta più ampia che originariamente volevi fare, come mantenere un grande segreto per te o correre un grande rischio. Inversamente, puoi anche far sembrare semplice e logica una piccola richiesta, proponendo innanzitutto uno schema grandioso, probabilmente ridicolo. Potresti iniziare con qualcosa di scandaloso come fare una grande rapina. Dopo che la tua grande idea è stata abbattuta, puoi quindi provare a chiedere il favore più piccolo e meno rischioso. Poiché la prima sembrava al di là del ragionamento logico, la seconda opzione apparirà ragionevole in confronto e l'altra persona sarà più incline a conformarsi. Negozi online usano questo trucco sotto forma di una vendita esca. Possono offrire tre opzioni di un prodotto. Uno ha un prezzo decente, il secondo è costoso e il terzo è una combinazione dei due allo stesso prezzo dell'opzione costosa. Qual è l'esca? L'opzione costosa è posta per aumentare il fascino della terza scelta, facendolo sembrare un affare che potrebbe non sembrare come prima. Un'altra versione di questo trucco è quando i negozi hanno spesso "vendite" che in realtà contengono il prezzo reale, con una versione molto più grande del prezzo impostato come valore originale. Chi non è stato vittima di questa manipolazione? È difficile dire di no a un pacchetto di quattordici paia di calzini quando hanno dieci dollari di sconto per un periodo di tempo limitato.

Tempo limitato

Un'altra tattica che puoi sperimentare è il trucco a tempo limitato. È difficile rinunciare a qualcosa che afferma che sarà valida solo per un periodo di tempo limitato, poiché lo stress di non avere più una simile opportunità ti mette sotto pressione. Puoi utilizzarlo a tuo vantaggio e offrire un'opportunità al tuo amico come un'opportunità che non si presenterà più. Ad esempio, se desideri che il tuo collega si ammali lo stesso giorno in cui ti trovi, potresti cercare gli eventi che si verificano quel giorno. Se quel collega rifiuta, o sembra esitante di unirsi a te, puoi spiegare che quel giorno c'è un concerto di sole band locali che suonano al parco e che potrebbero non suonare mai più. Nessuno di voi può essere particolarmente affezionato alle band locali, tuttavia il fatto che potrebbero non venire di nuovo almeno farà fermare il vostro collega. Se riesci a trovare un'occasione sensibile al tempo che piace all'altra persona, hai ancora più probabilità di ottenere ciò che desideri da loro. Più esitano prima di rispondere, più stanno valutando l'opzione. Non iniziare la tua richiesta con "So che potremmo essere licenziati, ma saltiamo il lavoro domani?"

La tecnica "Ma sei libero"

Alla gente piacciono le scelte. Avere la libertà di scegliere tra diverse opzioni o di non optare per una sola. Se desideri influenzare qualcuno affinché faccia qualcosa di specifico, puoi presentarlo come un'opzione. Usa le tue altre abilità e vendi l'idea. Guarda le loro reazioni e vedi se hai catturato il loro interesse. Se tutto va bene, puoi portare a casa l'idea usando una frase magica alla fine, "Ma sei libero di non farlo". Poiché è un'opzione di scelta, le persone risponderanno in modo più positivo e spesso sceglieranno di eseguire l'azione in base al fatto che hanno la scelta. Ecco perché la psicologia funziona così bene, perché il cervello e la mente possono essere ingannati.

Usa un'esperienza correlata

A volte, le persone vogliono essere rassicurati che non sono soli in una situazione. Se fornisci un terreno comune e spieghi un aneddoto correlabile alla situazione che ha un esito positivo, l'altra persona sarà più propensa a seguirti. Se stai spingendo qualcuno a fare un lavoro rischioso, spiega un momento in cui hai fatto una scelta rischiosa e come ti ha beneficiato. Le storie di successo spingono molte persone a rischiare. Ricorda, alle persone non piace correre rischi per l'ignoto. Quindi, bisogna fornire loro le informazioni su cui basare la propria decisione.

Ha funzionato prima, funzionerà di nuovo

Molte persone credono che se qualcosa ha funzionato bene a loro favore, la serie continuerà. Il gioco d'azzardo è un business che si fonda su questa convinzione, poiché le persone che hanno la fortuna di vincere in una partita perderanno tutte le loro vincite cercando di replicare quella fortuna e nel giocare di nuovo. Puoi usarlo anche a tuo vantaggio, specialmente se vuoi che qualcuno faccia qualcosa che loro, o un'altra persona, hanno tentato prima con successo. Se ricordi a questa persona che la situazione precedente era favorevole, è più probabile che rispettino la tua logica. Naturalmente, se questa azione si basava sulla fortuna, come il gioco d'azzardo, le probabilità che si rivelasse favorevole non hanno alcuna correlazione con il risultato precedente. Tuttavia, l'altra persona potrebbe non saperlo, come molti non lo sanno.

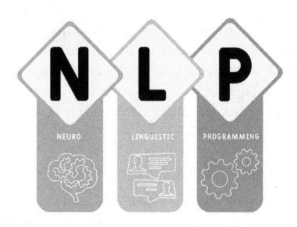

"Uno degli strumenti migliori per persuadere gli altri è costituito dalle nostre orecchie: ascoltandoli."

Dean Rusk

Capitolo 4. Manipolazione

A bbiamo discusso che la programmazione neurolinguistica è molto efficace quando qualcuno sceglie un percorso che cambia la vita. Nel fare ciò, è necessario essere in grado di manipolare la propria mente per ottenere il controllo sui propri impulsi, pulsioni, pensieri, sentimenti e comportamenti. Quando le persone pensano alla manipolazione, spesso suscita un approccio molto negativo. Abbastanza ragionevole, alcune persone usano la manipolazione per acquisire i loro bisogni egoistici. Ma in questo capitolo discuterò del valore della manipolazione etica. Questo è il modo di convertire l'energia negativa in un impulso positivo attraverso gli aspetti fisici, emotivi, mentali e spirituali della persona e dell'essere umano.

Perché è necessaria una manipolazione etica? In poche parole, tutti noi siamo nati in un mondo molto caotico e molto crudele. Siamo tutti nati in una vita difficile. Ricco o povero. Uomo o donna. Di tanto in tanto tutti sperimentiamo difficoltà. Queste esperienze negative modellano le nostre menti e i nostri cuori in un modo indesiderabile. Iniziamo a imparare a mentire, a rubare, a procrastinare e a perdere la fiducia solo per sopravvivere o resistere alla pressione. Per questo motivo, ci abituiamo a cattivi stili di vita e abitudini che sono dannosi per il raggiungimento dei nostri obiettivi. La vita ci dà paura, insicurezza, ansia, pressione e depressione. Dalle nostre esperienze, abbiamo imparato ad essere pessimisti piuttosto che ottimisti. Abbiamo iniziato a diventare troppo critici, troppo egoisti, troppo scettici su tutto. Quindi, non sappiamo davvero cosa vogliamo dalla vita. Tutto ciò a cui pensiamo è tenere il passo con le aspettative della società anche quando non ne siamo felici. La maggior parte delle persone muore senza provare nemmeno la minima felicità. Pensano di sapere cosa stanno facendo, pensano di essere contenti, ma in realtà, hanno in mente altre cose che non riescono a capire.

Vedi, le persone si lasciano limitare nelle loro azioni, pensieri, credenze e aspirazioni. Non hanno idea che ci sia qualcosa di più di ciò che possono imparare dal loro ambiente. Ciò che hanno ora non raggiunge nemmeno la metà di ciò che possono fare. Le competenze e i talenti che pensano di poter avere, non sono neanche lontanamente vicini al loro pieno potenziale

Questa è la bellezza della programmazione neurolinguistica e della manipolazione etica. Permette a una persona di scatenare qualsiasi cosa, dal conscio al subconscio. Libera la mente e la libera per poter vedere innumerevoli modi e tecniche per vivere la vita. La programmazione neurolinguistica rompe le catene che ci legano alle esigenze della società. Ci rende spontanei, audaci, implacabili e di successo. L'unica domanda rimasta per noi è, come?

La manipolazione etica è guidata da risultati e ricompense. Ha quattro obiettivi principali, vale a dire:

Influenzare. La manipolazione etica è orientata a far vedere una persona da una prospettiva diversa. Fa in modo che una persona faccia qualcosa che non è naturalmente incline a fare. Ad esempio, un fumatore incallito o un alcolista, non hanno la minima tendenza a rinunciare ai propri vizi perché credono di non poter vivere senza le loro cattive abitudini. Per influenzare questa persona, devi farle vedere le cose sotto una luce diversa. Questo lo spinge a rinunciare ai suoi comportamenti difettosi e a cambiare i suoi metodi. Abbiamo discusso della durata necessaria per il funzionamento della programmazione neurolinguistica. Con l'aiuto della manipolazione etica, prepara la persona per un percorso che gli cambierà la vita.

Persuadere. Convincere significa adottare un certo modo di pensare. Questo è applicabile alle persone che hanno fobia, ansia e depressione. La manipolazione etica può aiutare le persone a vedere le cose in modo positivo per suscitare comportamenti funzionali e ridefinire i pensieri autolesionistici.

Ispirare. La manipolazione etica viene anche utilizzata per motivare la persona al successo. Che si tratti di perdita di peso o guadagno finanziario, la programmazione neurolinguistica abbinata alla manipolazione etica è efficace per mantenere una persona determinata a fare del suo meglio.

Unificare. Abbiamo discusso del fatto che la coerenza tra la mente e il corpo è un fattore importante nel raggiungimento degli obiettivi. La manipolazione etica aiuta una persona a raggiungere quella coerenza facilitando una chiara mentalità e percezione nel prendere decisioni e risolvere i problemi. Elimina la paura e il dubbio. La manipolazione etica consente a una persona di sapere cosa vuole veramente e come vuole realizzarlo.

Metodi di manipolazione

Gli psichiatri usano queste forme di manipolazione etica per aiutare i loro clienti a migliorare il loro modo di pensare. Per alcune persone usano questi metodi in modo negativo; nella programmazione neurolinguistica, questi metodi di manipolazione sono fatti per il benessere del cliente. Con la pratica e la disciplina, puoi anche manipolare la tua mente mentre usi diverse forme di manipolazione positiva.

1. Rinforzo positivo. Ciò include lodare te stesso e ricompensarti dopo ogni azione positiva. Quando la tua mente è cablata per pensare che ci sia qualcosa di positivo in ciò che stai facendo, anche solo raggiungendo obiettivi a breve termine, sarà propenso a raddoppiare i suoi sforzi verso il positivo.

2. Negazione. Uno dei modi più semplici per manipolare la mente è attraverso la negazione. Non è quel tipo di negazione in cui neghi una situazione stressante. Negare attraverso la manipolazione etica significa negare a te stesso i piaceri che rendono vana la tua integrità e salute. Ciò include negare a sé stessi i cibi grassi e i cibi spazzatura quando si mira a perdere peso. Include negare a te stesso tutti i vizi di cui desideri sbarazzarti. Non importa quanto sia difficile all'inizio, la tua mente inizierà ad abituarsi a questo cambiamento. Poco per volta, non avrai più voglia di farlo.

3. Far girare i fatti. Per rendere efficace la manipolazione etica, devi pensare come un politico a te stesso. Allena la tua mente a far girare i fatti. Crea la ragione di te stesso e mantienila sotto il tuo controllo. Perché pensi che i politici vincano durante le elezioni? È la loro capacità di convincere le menti delle persone. È la loro capacità di far vedere agli elettori che hanno bisogno delle loro capacità al Congresso. Per allenare la tua mente, devi fare esattamente lo stesso. Convince la tua mente che ha bisogno di fermare le sue cattive abitudini, altrimenti succederà qualcosa di brutto. Convincere la tua mente a pensare alle cose positive che ci attendono una volta che metterete fine agli impulsi e agli impulsi autolesionistici che si sono radicati per molti anni.

4. Riduzione al minimo degli impulsi. Il motivo per cui le persone continuano a comportarsi in conformità con il loro stile di vita difettoso è l'intensità dei loro sentimenti. Quando inizi a minimizzare questi impulsi, segnala alla mente che non è così importante come una volta. Dissuade la mente dal bisogno e dal significato nel corpo. Prima, una persona poteva pensare di non poter smettere di fumare. Con l'aiuto della manipolazione etica, quella persona potrà controllare la propria mente e ridurre al minimo l'importanza di questa azione. Ben presto, inizierà a vedere l'errore nei suoi comportamenti e cambierà in meglio.

5. Diversivi. Ogni volta che il cervello dice al tuo corpo di agire secondo i suoi impulsi, crea un diversivo in modo da spendere la tua energia in qualcosa di più produttivo. Ad esempio, se la tua mente grida che hai bisogno di una sigaretta, fai qualcosa che ti toglierà la testa da quell'impulso. Fai sport, gioca al computer o inizia una conversazione con i tuoi amici. Distraiti finché non senti più il bisogno di farlo.

6. Sarcasmo. Ci sono persone che possono facilmente farsi male o offendere quando si trovano di fronte a scontri critici. A volte le persone hanno bisogno di un po' di sarcasmo in modo da poter

ottenere il punto senza far male. Gli psichiatri usano questo metodo per le persone che sono eccessivamente sensibili alle parole. Ogni volta che hanno bisogno di dire qualcosa di negativo, lo trasformano in battute che faranno ridere il cliente ma alla fine capiranno il significato sottostante delle dichiarazioni. Se ti manca l'assertività e le persone continuano a darti per scontato per questo motivo, puoi usare il sarcasmo per inviare loro un messaggio. In questo modo, ti sentirai meglio con te stesso. Allo stesso tempo, non fai del male a nessun'altro.

7. Senso di colpa. Questo è un metodo efficace per impedirti di cedere ai tuoi impulsi. Ogni volta che hai voglia di abbuffarti o fumare, pensa a qualcosa che ti fa sentire in colpa per questo. Se hai un figlio o una figlia, vorresti che sperimentassero lo stesso tuo destino? Ricordati che il fumo passivo è più pericoloso del fumo stesso. La tua famiglia può ancora inalare frammenti di sostanze tossiche, anche dopo ore da quando hai finito di fumare. Queste sostanze sono presenti nei tuoi vestiti, nella tua pelle e nel tuo respiro. Parlare semplicemente con loro può causare malattie alla tua famiglia. Sei disposto a rischiare la loro sicurezza a causa dei tuoi bisogni egoistici?

8. Adulazione. Quando ti lusinghi, ciò non significa necessariamente che sei narcisista. A volte, queste semplici cose possono elevare il tuo spirito e aumentare la tua determinazione. Quando lusinghi la tua mente dopo una buona azione, la tua mente secerne ormoni del "benessere". Fallo ripetere alla tua mente ancora e ancora.

9. Isolamento. Questo metodo non significa isolarti dal mondo. È solo che ci sono persone che continuano a influenzarti per usare le tue cattive abitudini. Isolati da quelle persone. Se vuoi smettere di fumare, stai lontano dai tuoi amici che hanno la tendenza a convincerti a fumare di nuovo. Se vuoi perdere peso, isolati dai cibi malsani. Se possibile, sbarazzarsi di cibo spazzatura e cibi grassi dalla dispensa e dal frigorifero. Scambia tutto con frutta e verdura salutari.

10. Allenamento del cervello. Per ricablare il tuo cervello, devi conoscere te stesso e conoscere i motivi per cui hai cattive abitudini. Ci sono persone che si sbronzano, si abbuffano o fumano quando sono stressate. Capire la ragione dietro i tuoi impulsi ti consente di mantenere una mentalità chiara anche se sei ansioso o sotto pressione. Allena la tua mente a fare cose produttive durante situazioni stressanti. In questo modo, puoi mantenere la tua mente lucida e potrai sbarazzarti di queste abitudini radicate.

Capitolo 5. Controllo mentale

Che cos'è il controllo mentale?

C he ne dici di concordare sul fatto che il controllo mentale va sotto l'ombrello dell'influenza e dell'impatto, come cambiare le convinzioni e le pratiche degli individui?

Alcuni sosterranno che tutto è controllo. Comunque sia, nel dire questo, si perdono significative differenze. Da una parte abbiamo impatti morali e coscienti che riguardano l'individuo e i suoi privilegi. All'estremità opposta abbiamo impatti pericolosi che spogliano l'individuo della sua personalità, libertà e capacità di pensare in modo sostanziale o intelligente.

È a questo fine che troviamo fazioni e organizzazioni pericolose. Questi incontri usano strategie di duplicità e controllo mentale per sfruttare le carenze, proprio come le qualità, degli individui, per soddisfare i requisiti e le esigenze degli stessi capi della cricca.

Quindi cos'è il controllo mentale?

È ideale considerarlo una disposizione di impatti che sconvolge completamente una persona al suo centro, al grado della sua personalità (qualità, convinzioni, inclinazioni, scelte, pratiche, connessioni e così via) creando un altro pseudo-personaggio o pseudopersonalità.

Ovviamente può essere utilizzato in modi utili, ad esempio con i tossicodipendenti, tuttavia qui stiamo discutendo circostanze che sono naturalmente terribili o senza scrupoli.

L'analista Philip Zimbardo afferma che il controllo mentale è un processo attraverso il quale la libertà di scelta e di azione individuale o collettiva è compromessa da agenti o agenzie che modificano o distorcono la percezione, la motivazione e colpiscono i risultati comportamentali e cognitivi. Non si tratta né di magia né di mistica, ma di un processo che coinvolge una serie di principi di base di psicologia sociale.

Non è un vecchio enigma noto a pochi eletti, è un mix di parole e raccolta di pesi, raggruppato in modo da consentire a un controllore di fare affidamento sui propri devoti, stabilendosi sulle loro scelte per loro, consentendo loro di sentire che loro sono autonomi e possono scegliere. L'individuo che è controllato dalla mente non è a conoscenza della procedura di impatto, né delle progressioni che avvengono al loro interno.

Ci sono alcuni punti focali significativi che dovrebbero essere resi completamente inconfondibili.

Ancora più importante, è una procedura senza pretese e complicata. Senza pretese, sottintendendo che l'individuo non è a conoscenza del grado di impatto che gli viene imposto. In questo senso, dopo qualche tempo realizzano piccoli miglioramenti, accettando che si stanno assestando delle scelte per sé stessi, quando, in realtà, ognuna delle scelte viene fatta per loro. Tradimento alla luce del fatto che si propone di catturare e ferire.

Inoltre, è una procedura, in quanto non si verifica in un momento. Richiede alcuni investimenti, nonostante il lasso di tempo dipenderà da fattori quali le strategie utilizzate, l'attitudine del responsabile del trattamento, il termine di presentazione ai metodi e altri elementi sociali e individuali. Ai nostri tempi ormai, i controller sono capaci di farlo accadere in un paio d'ore.

È possibile che ci sia potere fisico, ma certamente c'è potere e peso mentale e sociale.

Controllo mentale contro lavaggio del cervello

Steve Hassan fa un affascinante confronto tra controllo mentale e indottrinamento. Dice che indottrinando la sfortunata vittima si rende conto che l'aggressore è un nemico. Ad esempio, i detenuti di guerra si rendono conto che l'individuo che fa la programmazione mentale o potenzialmente il tormento è un avversario e spesso capiscono che rimanere in vita dipende dal cambiare il loro quadro di convinzione. Sono costretti, regolarmente con potere fisico, a fare cose che normalmente non farebbero. Ciò nonostante, quando la sfortunata vittima fugge dall'impatto dell'avversario, gli impatti della programmazione mentale ogni tanto svaniscono.

Il controllo mentale è progressivamente poco appariscente e avanzato alla luce del fatto che l'individuo che fa i controlli viene regolarmente visto come un compagno o un istruttore, quindi l'individuo ferito non sta davvero cercando di proteggersi. A dire il vero, la persona in questione potrebbe essere un membro "disponibile" e, accettando che il responsabile del trattamento abbia i suoi eventuali benefici come preoccupazione principale, fornisce regolarmente dati privati energicamente, che vengono quindi utilizzati contro di loro per procedere con il controllo mentale.

Questo rende il controllo mentale pericoloso, se non anche più dell'intimidazione fisica. Come tale, tende ad essere molto più potente di tormenti, maltrattamenti fisici, droghe e così via.

Questo merita di essere ripassato. Come principale controllo prioritario, potrebbe non esserci pressione fisica o cattiveria, tuttavia può davvero essere significativamente più potente nel controllo di un individuo.

Ciò è dovuto al fatto che la compulsione può cambiare la condotta, tuttavia l'influenza coercitiva (controllo mentale) cambierà le convinzioni, gli schemi mentali, le procedure di pensiero e la condotta (essenzialmente un cambiamento di carattere). Inoltre, la "persona in questione" allegramente ed efficacemente si interessa ai cambiamenti, confidando che sia la cosa migliore per loro!

Quindi, in seguito, riconoscere che qualcuno di cui si fidavano e amavano li ha illusi e controllati è estremamente problematico, ed è una delle ragioni per cui è difficile per gli individui percepire il controllo mentale. Tuttavia, quando la sfortunata vittima è libera dall'impatto del carattere manipolativo, le disposizioni, le convinzioni e le pratiche persistono, in gran parte alla luce del fatto che l'individuo ferito accetta di aver fatto da solo queste scelte, e in una certa misura sulla base del fatto che l'individuo non vorrebbe ammettere di essere stato controllato e ingannato, a sua insaputa, da un "compagno".

Una pistola alla testa

I controllori tendono a far credere che nessuno punta una pistola alla testa dell'individuo controllato. Per la vittima che non comprende il controllo mentale, è difficile confrontarsi.

L'individuo controllato, tenderà a credere che è vero che nessuno lo sta obbligando nelle scelte, di conseguenza penserà di aver fatto le scelte di sua volontà. Inoltre, le scelte fatte sono significativamente più dominanti e gli impatti durano di più, questo farà credere ulteriormente nella verità creata dal controllo mentale.

Chi usa il controllo mentale

Chi potrebbe utilizzare questi metodi, cancellando la vita degli altri per i loro vantaggi di mentalità ristretta? Oppure controllare gli altri semplicemente per il fatto che hanno bisogno del controllo? La risposta appropriata è che sono persone pazze, sociopatici e narcisisti. Molto probabilmente la maggior parte delle persone straordinarie manipolatrici che usano il controllo mentale si adattano al profilo di una persona pazza o di un narcisista. Inoltre, il motivo per cui lo fanno è perché non hanno cuore!

Poiché gli individui non hanno la più pallida idea di cosa sia esattamente una persona pazza o un narcisista, il controllore viene regolarmente chiamato in modo diverso, un coniuge oppressivo, una moglie o un marito controllante, un uomo verbalmente dannoso o un capo severo. Una valutazione più approfondita spesso fa scoprire che queste persone hanno un problema di carattere.

Ogni individuo è vulnerabile. Incluso anche tu!

È un luogo comune che gli individui solitari, deboli e impotenti siano vulnerabili o che abbiano qualche tipo di problema. In realtà, ciò che rende un individuo particolarmente vulnerabile è il fatto che non si cura di sé!

L'approccio ideale per proteggerti dall'essere arruolato da una fazione ed essere esposto al controllo mentale è osservare, per esempio, come una religione è capace di attirare e mantenere le persone.

Robert Cialdini ha raffigurato sei standard che ritrae come armi di impatto. Sembra che queste capacità siano presenti in tutti gli ordini sociali del pianeta e che siano davvero utili per consentire alla società di rimanere stabile e prosperare. Discute di corrispondenza, dovere e coerenza, verifica sociale, affabilità, autorità e carenza. Li chiama armi di impatto poiché lavorano al di fuori della coscienza di moltissime persone e quindi le fazioni le sfruttano per controllare e influenzare i loro individui.

Ciò che influenza l'efficacia del controllo mentale

Gli effetti dannosi del controllo mentale in una setta religiosa sono relativi a:

- Le procedure utilizzate
- La quantità di procedure
- Con quale frequenza viene presentato l'individuo
- Che gli individui sono molto vicini al capo della religione
- La capacità del controller
- Quanta introduzione al mondo esterno è consentita
- Possibilità di maltrattamenti sessuali

- Al fatto che la parte continui a ricevere supporto da familiari e compagni

Ad esempio, un individuo che ha vissuto e lavorato a lungo in un settore a diretto contatto con il capo della fazione avrà sperimentato molto più impatti del controllo mentale rispetto a qualcuno che frequenta una lezione di 2 ore impartita dalla testa della cricca una volta alla settimana per 2 mesi.

Nelle cricche uno contro uno, in stretta associazione con un sociopatico, ad esempio una circostanza di coppia, i risultati possono essere aggravanti. Lesione complessa è il termine usato in questi giorni per descrivere ciò che accade ai bambini cresciuti da tutori psicopatici o narcisisti.

Tecniche utilizzate nel controllo mentale

Il controllo mentale attuale è sia innovativo che mentale. I test dimostrano che fondamentalmente scoprendo le tecniche per il controllo mentale, gli impatti possono essere diminuiti o eliminati. Sempre più difficili da contrastare sono le interruzioni fisiche, che il complesso militare-meccanico continua a creare e migliorare.

1. **Istruzione** - Questo è il più evidente, ma rimane ancora il più insidioso. È stato costantemente il sogno definitivo di un tiranno finale di "insegnare" ai giovani normalmente ricettivi, successivamente è stato un segmento focale per i regimi oppressivi comunisti e fascisti fin dall'inizio dei tempi. Nessuno è stato più determinante nello scoprire la motivazione delle attuali istruzioni di Charlotte Iserbyt, che in un suo scritto rivela il lavoro degli stabilimenti globalisti, che per il futuro prevedeva di consegnare automi servili dominati da una classe esclusiva, completamente istruita e consapevole.

2. **Promozioni e propaganda** - Edward Bernays è stato indicato come il creatore della cultura consumistica che era stata progettata principalmente per concentrarsi sull'autoritratto mentale (o sulla scarsità in quel dipartimento) dell'individuo in modo da trasformare un bisogno in una necessità. Inizialmente fu

immaginato per oggetti, ad esempio le sigarette. Ciò nonostante, Bernays notò inoltre nel suo libro del 1928, Propaganda, che "la pubblicità intenzionale è il braccio ufficiale impercettibile del governo". Ciò può essere visto in modo inequivocabile nello stato di polizia avanzato e nella cultura dei nativi in via di sviluppo, avvolto dalla pseudo-entusiasta Guerra al terrore. L'unione e l'espansione dei media ha permesso a tutta la struttura aziendale di convergere con il governo, che attualmente utilizza l'idea di un accordo di promulgazione. Media, la stampa, i film, la TV e le notizie sui link sarebbero ora in grado di funzionare perfettamente per incorporare un messaggio generale che sembra avere un fondo di verità poiché proviene da un numero così significativo di fonti, allo stesso tempo. Quando ci si sposta verso la sensibilità per riconoscere il "messaggio" fondamentale, si vedrà questa incisione dappertutto. Inoltre, non si tratta nemmeno di specificare informazioni subliminali.

3. **Programmazione prematura** - Molti negano ancora che i programmi per computer di scrittura prematura siano autentici. La programmazione prescientifica ha le sue cause nella Hollywood prevalentemente elitaria, dove il grande schermo può offrire una visione importante di dove sta andando la società. Basta dare uno sguardo ai libri e ai film che ritenevi non plausibili o "fantascienza" e indagare sulla società di oggi.

4. **Sports, Plitica e Religione** – Alcuni potrebbero risentirsi nel vedere la religione, o persino le questioni legislative, messe insieme agli sport come una tecnica per il controllo mentale. Il tema centrale è equivalente in tutto: isolare e prevalere. I sistemi sono molto semplici: ostacolano la propensione comune degli individui a sostenere la loro resistenza e li addestrano a formare gruppi piegati al controllo e alla vittoria. Lo sport ha costantemente avuto un ruolo come diversivo chiave per correggere le propensioni innate delle persone ad un problema, in cose futili e poco significative.

5. **Cibo, Acqua e Aria** – Additivi, veleni e altri danni al nutrimento in realtà modificano la scienza della mente per creare mitezza e indifferenza. È stato dimostrato che il fluoro nell'acqua potabile abbassa il QI, aspartame ed MSG (glutammato monosodico) sono eccitotossine che energizzano le sinapsi. Un semplice accesso al cibo economico che contiene queste tossine in generale ha creato una popolazione che ha bisogno di queste sostanze.

6. **Farmaci** - Questa può essere una sostanza che crea dipendenza, tuttavia la missione dei controllori della mente è quella di essere sicuri che tu sia dipendente da qualcosa. Una branca degna di nota della motivazione all'avanguardia del controllo mentale è la psichiatria, che prevede di caratterizzare tutti gli individui in base al loro problema, anziché al loro potenziale umano. Ciò è stato prefigurato nei libri, ad esempio Brave New World. Oggi si sta utilizzando per aiutare considerevolmente i propri limiti, specialmente degli individui che mettono in discussione l'autorità. L'utilizzo della forza in campo militare ha provocato quantità record di suicidi. Per finire, nell'uso dei farmaci, ci sono attualmente oltre il 25% dei giovani statunitensi che fanno uso di droghe desensibilizzanti per la mente.

7. **Test militari** - L'esercito ha una lunga storia come terreno di prova per il controllo mentale. La personalità militare è forse il terreno più fertile, in quanto gli individui che cercano la vita in campo militare nel complesso tendono a subire il controllo e la sottomissione incontrastata a una missione.

8. **Gamma elettromagnetica** - Una "minestra" elettromagnetica coinvolge tutti noi, caricati dagli attuali gadget di conforto che sembrano aver influenzato direttamente il lavoro mentale. Questa "minestra" avanzata non ci permette di cambiare la mente.

Il controllo mentale è più comune di quanto la maggior parte della gente pensi. Non è facile da rilevare a causa della sua natura sottile.

In molti casi, accade in quelle che sono percepite come circostanze normali, come attraverso l'educazione, la religione, i programmi TV, le pubblicità e molto altro. I culti e la loro leadership usano il controllo mentale per influenzare i loro membri e controllare qualunque cosa facciano. Non è facile rilevare il controllo mentale. Tuttavia, quando ci si rende conto, è possibile uscirne e ricominciare da capo.

Usi delle tecniche di controllo mentale

Gli individui che usano tecniche di controllo mentale per manipolare o persuadere gli altri lo fanno con vari obiettivi. In questo capitolo, discutiamo degli usi di queste tecniche in relazione alle vittime del controllo mentale e di ciò che gli autori desiderano ottenere.

Isolamento

La segregazione fisica può essere innovativa, nonostante ciò, quando il disimpegno fisico è inimmaginabile o non pragmatico, i controllori cercheranno comunemente di staccarti razionalmente. Ciò potrebbe essere realizzato in vari modi, a partire dal controllo della tua rete di familiari e amici. Controllare il flusso di dati è un obiettivo definitivo.

Critica

L'analisi potrebbe essere utilizzata come dispositivo di disconnessione. I controllori parleranno il più delle volte in termini "noi contro di loro", rimproverando il mondo esterno e garantendo la propria prevalenza. Come indicato da loro, dovresti sentirti fortunato ad essere insieme a loro.

La pressione dei pari e la prova sociale

Gli individui che si sforzano di controllare enormi raduni di individui useranno normalmente prove sociali e tensione degli amici per programmare mentalmente i nuovi arrivati. La conferma sociale è una meraviglia mentale in cui (pochi) gli individui si aspettano che le attività e le convinzioni altrui siano adeguate e, alla luce del fatto che "tutti lo fanno", devono essere legittimate. Funziona particolarmente bene quando un individuo non è sicuro di cosa pensare, come andare avanti o cosa fare. Molte persone in tali circostanze prenderanno semplicemente in considerazione ciò che fanno gli altri e faranno altrettanto.

Paura dell'alienazione

I nuovi arrivati alle riunioni manipolative riceveranno per la maggior parte un caloroso benvenuto e daranno forma a varie nuove parentele che sembrano essere molto più significative di qualsiasi cosa abbiano mai sperimentato. Più tardi, se sorgono delle domande, queste connessioni si trasformeranno in una risorsa straordinaria per trattenerle durante la riunione. Indipendentemente dal fatto che non siano totalmente persuasi, la vita nel mondo esterno può sembrare abbandonata.

Reiterazione

La ridondanza coerente è un altro dispositivo di influenza sorprendente. A dispetto del fatto che potrebbe sembrare troppo debole per avere successo, il rielaborare lo stesso messaggio ancora e ancora lo rende banale e più semplice da ricordare. Nel momento in cui la reiterazione è unita all'evidenza sociale, trasmette il messaggio senza far dubitare.

Fatica

L'esaurimento e la mancanza di sonno causano stanchezza fisica e mentale. Quando sei fisicamente svuotato e meno vigile, sei sempre più indifeso e influenzabile. Un'indagine citata nel Journal of Experimental Psychology dimostra che le persone che non avevano riposato per sole 21 ore, erano sempre più vulnerabili alla proposta.

Formare una nuova identità

Alla fine, i controller devono ridefinire la tua personalità. Hanno bisogno che tu smetta di recitare in modo naturale e diventi un robot, qualcuno che insegue con noncuranza le loro richieste. Utilizzando tutte le strategie e tutti i metodi di controllo mentale sopra citati, si sforzeranno di farti credere l'affermazione secondo la quale accetti che sono persone fantastiche che fanno qualcosa per cui valga la pena essere grati (sono possibili piccole varietà). In primo luogo può essere qualcosa di apparentemente insignificante come concordare sul fatto che gli individui del raduno sono individui divertenti e adorabili. Quando riconosci un dettaglio apparentemente insignificante, potresti essere sempre più preparato a riconoscerne un altro e in seguito un altro e un altro. Senza che te ne accorga, inizierai a conformarti con gli altri individui del raduno.

Attualmente, sulla scia di quanto stiamo esaminando, potresti meditare sui "raduni" che accadono nella tua vita. È corretto dire che ti stanno controllando?

Che ne dici di immaginare che ti sei iscritto a Greenpeace. Tutto è iniziato con un piccolo regalo, a quel punto una sorta di occasione divertente (un sacco di nuovi compagni) e, prima che tu lo sappia, sei seduto in una piccola nave a dissentire che una compagnia petrolifera penetra nell'area polare, mentre la tua vocazione e messa in attesa. Cosa è successo qui? Greenpeace ti ha controllato nel farlo? No. Ti hanno colpito e ti hanno portato a realizzare qualcosa che mai avresti pensato di fare. Ti hanno chiesto di fare ciò che credono sia corretto (nonostante il fatto che i sentimenti possano cambiare) e tu sei d'accordo.

Altro tipo di controllo mentale potrebbe essere quello adottato da un istruttore di arti marziali che applica un controllo sia verbale che fisico nei confronti dei suoi allievi, asserendo che se avranno deferenza e rispetto assoluti, diventeranno straordinariamente forti da far sembrare Terminator e Rambo delle esili fanciulle. Indipendentemente dal fatto che le sue intenzioni qui siano monetarie o un desiderio di base di controllo e di sentirsi predominanti, non vi è alcun dubbio che stia utilizzando i metodi di controllo mentale citati in precedenza.

Quanto sono efficaci le tecniche di controllo mentale?

Le tecniche di controllo mentale sono molto efficaci nel raggiungere gli obiettivi stabiliti. Le strategie che controllano il cervello degli altri sono un tipo affascinante di potere rovinoso che esiste ancora nell'opinione pubblica. La psiche è sempre più reattiva nel vedere gli esercizi del mondo esterno.

Il nostro cervello conserva ogni dato e canalizza quello richiesto. La nostra personalità consapevole e subliminale trasmette queste informazioni. Questi frammenti di dati sono generalmente preparati dalla mente. Su migliaia di dati che vediamo attraverso le nostre cinque facoltà, solo un paio di essi sono intenzionalmente consapevoli.

Inoltre, questa setacciatura si basa su condizioni specifiche. In questo modo, ciò ha reso progressivamente impotente tali controlli, invece la PNL è una risorsa integrale per controllare le riflessioni di un individuo.

Le strategie di controllo mentale possono influire sulle attività di procedura sulla base del fatto che queste misure sono l'effetto collaterale delle contemplazioni nel tuo cervello inizialmente controllate. Tali tecniche dipendono dalla Programmazione Neuro-Linguistica (PNL) adatta al controllo della psiche individuale con metodologie ed esempi ben preparati.

Pertanto, è concepibile ingannare il proprio cervello mettendo un oggetto o qualcosa nell'area del soggetto che elude la personalità consapevole che viene scelta dalla personalità intuitiva.

Il mentalista potrebbe indossare una cravatta rossa che sarà trascurata dalla personalità consapevole come se irrilevante e incoraggiata dalla personalità subliminale del testimone. Presumibilmente, si trascurerà ciò che si sta dicendo, e si attiveranno metodi diversi che indirizzeranno l'attenzione dello spettatore sul colore della cravatta.

Queste tecniche vengono utilizzate da esperti di PNL di eccezionale talento.

Manipolazioni e controllo mentale

La manipolazione mentale è un tipo di impatto sociale che si aspetta di cambiare la condotta o l'impressione degli altri attraverso tattiche fuorvianti o malvagie. Promuovendo gli interessi del manipolatore, regolarmente a danno di un altro, tali strategie potrebbero essere considerate sfruttatrici e insidiose.

L'impatto sociale non è davvero negativo. Ad esempio, individui, compagni, familiari e specialisti possono tentare di indurre a cambiare in modo inequivocabile propensioni e pratiche inutili. L'impatto sociale è comunemente visto come innocuo quando si tratta di dare, alle persone colpite, la possibilità di riconoscerlo o respingerlo e non è indebitamente coercitivo. A seconda delle circostanze e delle ispirazioni specifiche, l'impatto sociale può stabilire un controllo insidioso.

Una persona potrebbe non rendersi conto di essere manipolata. Di seguito elenchiamo alcuni esempi di situazioni manipolative per tua comprensione.

Esempi di comportamenti manipolativi

1) Minimizzare

La condotta manipolativa include la limitazione delle sue conseguenze per altre persone. Nel momento in cui il destinatario di un'osservazione pesante o aspra tende a reagire, l'individuo manipolatore, piuttosto che preoccuparsi di aver disturbato, si opporrà alla reazioine dicendo: "Stavo solo scherzando. Non sei in grado di capire uno scherzo?" o "Sei così permaloso?".

Un altro esempio, "Mi sento così stressato oggi" (cerco compassione e sostegno). Reazione dei controller: "Non hai la più pallida idea di cosa sia lo stress!". Nel caso in cui diventi furioso, ti verrà costantemente detto "Stavo solo scherzando!". Non c'è approvazione, simpatia o sostegno.

2)Non accettare mai il torto

Gli individui manipolatori accusano sempre le altre persone. La loro condotta spesso si riconosce da come reagiscono a qualcosa che un'altra persona ha fatto. Per esempio dicono che, se non fosse stato per l'altro, non si sarebbero mai irritati. A loro piace esonerarsi da qualsiasi dovere morale riguardo alle loro attività. Un classico esempio: inciampi sulle loro scarpe nella notte perché le hanno lasciate in giro, quando cadi sarai accusato perchè dovresti guardare dove metti i piedi o avresti dovuto accendere la luce.

3) Manipolazione non-verbale

Rotolamento degli occhi, lamenti, scuotimento della testa, queste sono una parte della sequenza delle pratiche usate da un controller. Mostrano insoddisfazione o frustrazione senza dire una parola. È tutto fatto per fare in modo che qualcun'altro si chieda se ha sbagliato qualcosa.

4) Illuminazione

Questa condotta manipolativa può creare una situazione individuale pesante, tale da far credere alla vittima che sta quasi impazzendo.

Ecco le indicazioni di base:

● Stai continuamente ripensando a te stesso.

● Ti chiedi "Sono eccessivamente permaloso?" dodici volte al giorno.

● Ti senti regolarmente confuso.

● Non puoi capire perché, con un numero così significativo di cose positive fatte per tutta la vita, non sei più felice.

● Ti rendi conto che qualcosa è terribilmente fuori-fase, tuttavia non ad esprimere del tutto quello che è, neanche a te stesso.

● Inizi a ingannare.

● Si incontrano difficoltà nell'accostarsi a scelte semplici.

- Hai la sensazione di essere un individuo completamente diverso, quando sicuro, quando spensierato, quando triste.

- Ti senti come se non riuscissi a fare nulla di giusto.

- Ti chiedi se sei un "bravo" coniuge / lavoratore / compagno.

5) Trascurare

Il tuo manipolatore può tentare approcci per ostacolarti e deluderti. Questa tecnica, e la conseguente delusione per te, consente loro di sentirsi al comando in modo distaccato e forte. Ad esempio, "trascurano" di informarti su un messaggio telefonico importante e quindi perdi un incontro significativo. Uno dei modi in cui controllano e manipolano è quello di conoscere i tuoi difetti per poterli sfruttare.

La conservazione dei dati è una strategia tipica, i controllori si divertono a disporre di dati a nostra insaputa.

6) Ti è stato detto che non ascolti

Un'altra strategia che pone il controller nella posizione di forza è quella, di far notare all'individuo, in una discussione, che non ha prestato sufficiente attenzione. Un individuo razionale prenderà in considerazione ciò che gli è stato contestato, tanto da sentirsi in colpa. Questo serve a mantenere l'individuo sottomesso e a minare la sua certezza. Mantiene il manipolatore in una "situazione di controllo".

Suggerimenti per decidere in modo indipendente senza manipolazioni

Se vuoi essere in grado di pensare in modo più indipendente e migliorare le tue capacità decisionali, seguire i suggerimenti di seguito ti aiuterà molto.

Pensa in modo flessibile

La maggior parte della leadership di base dipende dal ragionamento oggettivo e dipende dalla memoria e dalla logica. Tali procedure avranno in genere una comprensione nel fatto che il passato fornisca una ragione utile e affidabile per anticipare ciò che verrà.

Diventa creativo

In qualunque momento affrontiamo un problema e ci si sente abbattuti, o come se non ci fossero più alternative o soluzioni, potrebbero venir meno le nostre certezze.

Il problema è proprio che, in tali condizioni, il vecchio approccio del pensiero critico, in vista delle esperienze del passato, ci sta bombardando, dal momento che quell'esperienza chiaramente non sta dandoci una risposta risolutiva. Ciò che è richiesto in questo caso, è un tipo di intervento profondamente unico, uno che dipende dall'innovazione.

Esci dalla tua zona di comfort

L'applicazione di una metodologia fantasiosa richiederà regolarmente audacia. In generale, abbiamo il terrore di muoverci verso le nostre difficoltà in modi nuovi. In ogni caso, quando ci atteniamo al noto, probabilmente non faremo molto apprendimento. Per andare avanti, dovremmo sfuggire alla nostra consueta gamma di familiarità e avventurarci nella vaghezza. In realtà non esiste altro metodo per capire come affrontare le difficoltà che avanzano nel mondo all'avanguardia. Quando ti trovi di fronte a tali circostanze, cerca di consigliarti che se le cose intorno a te cambiano mentre rimani nella tua consueta gamma di familiarità, a quel punto in termini pratici, stai andando al contrario. Ciò implica che probabilmente avrai un problema in arrivo.

Lasciate emergere le soluzioni

Un altro problema sollevato dalla vulnerabilità attorno a ciò che il futuro potrebbe riservarci, è che è importante iniziare ad avere progressi per tempo, prima che si presenti l'ultimo obiettivo.

Nel vecchio mondo del "pensiero critico", era regolarmente concepibile elaborare un problema per trovare la soluzione. Oggi, questo tipo di metodologia sarebbe come dire "aspettiamo finchè tutti i semafori sul nostro percorso diventino verdi prima di uscire di casa".

Sentirsi "giusto" non è una guida

Nel complesso, utilizziamo varie inclinazioni mentali ignare e percorsi facili, anche negli esercizi quotidiani più fondamentali. Senza di loro, la nostra personalità consapevole sarebbe sopraffatta dalla quantità di scelte di routine richieste per vivere.

Ciononostante, in modo scioccante, tali inclinazioni determinano predisposizioni che possono, anche spesso, far commettere errori. Quel che aggrava questo problema, è che non arrivano segnalazioni di avvertimento psicologico quando ciò si verifica, tipo quando non siamo corretti, perchè ci si sente esattamente equivalenti a quando si è corretti.

Renditi conto che l'oggettività è un mito

Una delle principali motivazioni alla base del perché è così naturale accettare che le nostre azioni siano corrette, è che è normale aspettarsi che la nostra esperienza consapevole del mondo sia "esatta" e che abbiamo una buona padronanza di ciò che sta accadendo intorno a noi. In ogni caso, la ricerca mentale mostra che abbiamo davvero una solida inclinazione ad essere corretti e che la nostra psiche può convincerci che "conosciamo", anche quando siamo confusi.

Benvenute prospettive alternative

Una metodologia di base per sconfiggere la soggettività incline all'errore della nostra convinzione è di capire come prendere in considerazione altri punti di vista. Dovremmo cercare efficacemente una prova che vada contro ciò che accettiamo adesso, e forse il metodo più semplice per farlo è accogliere con entusiasmo credenze che contrastano con le nostre.

Cerca di confutare le tue idee

C'è una risposta per la nostra assenza di obiettività e propensione ad accettare che siamo corretti, il che è sorprendente fino al punto di trovarsi al centro del ragionamento logico. Nella scienza, le affermazioni sono percepite per quello che sono, standard di lavoro da utilizzare fino a prova contraria, quindi tutte le cose considerate fino ad allora, vengono sostituite da ipotesi più aggiornate e sempre più utili.

Gli individui che usano tecniche di controllo mentale lo fanno per ottenere il controllo sulle loro vittime. Le tecniche di controllo mentale che usano sono molto efficaci nel dare loro ciò che vogliono. Le vittime del controllo mentale non sono in grado di prendere decisioni indipendenti, ma pensano di sì. È importante identificare la manipolazione e riprendere il controllo per prendere le tue decisioni. Seguendo i suggerimenti, ora puoi essere in grado di prendere decisioni indipendenti che ti procurano gioia.

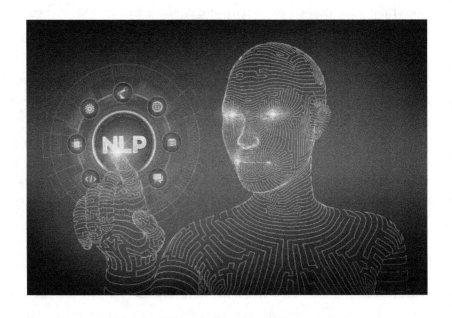

"Attraverso le parole ognuno di noi può dare a qualcun altro la massima felicità oppure portarlo alla totale disperazione."

Robert Dilts

Capitolo 6. Psicologia oscura

L a psicologia oscura studia il comportamento e la psiche delle persone che sono sfruttatori, dei predatori e talvolta criminali che vittimizzano gli altri. Ogni essere umano può potenzialmente maltrattare gli altri umani e, più in generale, gli esseri viventi. Mentre molti di noi possono controllare o sublimare questo impulso, altri non possono resistere, agendo invece su di esso.

La psicologia oscura cerca di comprendere i pensieri, le emozioni e le osservazioni che portano a una condotta predatoria che contraddice la comprensione contemporanea del comportamento umano. La psicologia oscura presuppone che comportamenti criminali, offensivi e devianti siano premeditati, astuti e persistenti il 99,99% delle volte. Tuttavia, il restante 0,01%, si sottopone ad atti atroci senza motivo o intenzione.

La psicologia oscura ipotizza che ogni persona abbia un deposito di scopi malevoli verso gli altri che vanno da ruminazioni leggermente invadenti e di passaggio ad azioni non alterate e psicopatiche prive di ragione. La psicologia oscura avvolge tutto ciò che ci rende ciò che siamo per quanto riguarda il nostro lato oscuro. Tutte le società, le religioni e tutta l'umanità hanno questa malattia. Dalla nascita alla morte, tutti abbiamo un lato nascosto insidioso, a volte criminale o nevrotico. Contrariamente ai principi religiosi e alle teorie sociologiche contemporanee, la psicologia oscura presenta un terzo sviluppo filosofico che vede queste pratiche in modo diverso.

La psicologia oscura afferma che ci sono individui che si comportano in questo modo non per potere, denaro, sesso, vendetta o un'altra ragione nota. Si comportano in questo modo senza un obiettivo. In altre parole, i loro fini non giustificano i loro mezzi. Ci sono persone che ignorano e danneggiano gli altri solo per il gusto di farlo. Il potenziale di ferire gli altri senza causa, spiegazione o ragione è dentro ognuno di noi. La psicologia oscura presume che questo oscuro potenziale sia incredibilmente complicato e molto più difficile da caratterizzare.

La psicologia oscura presume che tutti noi abbiamo il potenziale per comportamenti predatori e questo potenziale conosce i nostri pensieri, sentimenti e giudizi. Come leggerete presto, tutti abbiamo questo potenziale, ma solo pochi di noi lo seguono. Tutti abbiamo avuto impulsi spietati. Abbiamo tutti considerato di ferire gravemente gli altri. Se sei onesto con te stesso, riconoscerai di aver avuto questi impulsi intollerabili.

Ciò nonostante, tendiamo a considerarci una specie generosa, pertanto non si vorrebbe accettare l'esistenza del desiderio di manipolazione. Tuttavia, tutti abbiamo queste inclinazioni, ma fortunatamente non le seguiamo mai. Secondo la psicologia oscura, ci sono individui che hanno questi stessi pensieri, emozioni e discernimenti, ma che li seguono in modo deliberato o avventato. Questo è ciò che li separa dagli altri.

Religione, filosofia e neuropsicologia hanno cercato di definire la psicologia oscura. La maggior parte del comportamento umano, sia buono che cattivo, è intenzionale e orientato agli obiettivi; tuttavia, la psicologia oscura ipotizza che esista una zona in cui le azioni intenzionali e orientate agli obiettivi diventano mal definite. Esiste uno sfruttamento di psicologia oscura che va dal semplice passaggio di pensieri all'autentica anomalia psicopatica senza motivo o motivo evidente.

Gli psicologi riconoscono che la sottomissione al male è imprevedibile in entrambe le identità dei predatori, così com'è imprevedibile capire fino a che punto si spingeranno senza senso morale. Alcune persone aggrediscono, uccidono, tormentano e abusano irrazionalmente. La psicologia oscura vede queste persone come predatori a caccia di prede umane. Gli esseri umani sono particolarmente pericolosi per sé stessi e gli altri esseri viventi, la psicologia oscura mira ad affrontare le molte ragioni alla base di questo.

Capitolo 7. Massimizza il tuo potenziale

Q uando sei nella stagione di definizione degli obiettivi, è importante capire che quando stabilisci i tuoi obiettivi, assicurati di darti la migliore opportunità di successo. Questo è importante perché osservando i tassi di fallimento (registrati da Forbes), essi mostrano che il 92% delle persone non riesce a raggiungere i propri obiettivi. Questa è un'indicazione che ci fa capire quanto può essere facile fallire piuttosto che riuscire. Ti daremo anche un piano d'azione di quattro settimane per guidarti a diventare il tipo di persona che vuoi essere.

1. Punta più in alto, ma inizia dal basso mentre registri i tuoi successi e vai avanti.

Molte persone trovano divertente fissare obiettivi grandi e audaci. Mentre è vero che obiettivi enormi sono entusiasmanti e stimolanti e possono anche aiutarti a raggiungere non solo l'obiettivo, ma anche a superare il tuo pieno potenziale, stabilire obiettivi importanti a volte può essere scoraggiante nei primi giorni. Un modo perfetto per contrastare ciò, è quello di sezionare i tuoi enormi obiettivi in una serie di piccoli obiettivi raggiungibili.

Ad esempio, se sei un maratoneta e hai appena iniziato, il tuo primo obiettivo potrebbe essere quello di correre solo da quindici a venti minuti a corsa durante la prima settimana e quindi aumentare gradualmente il tempo di, diciamo, dieci minuti a settimana per il i prossimi due mesi. Adottare questo approccio ti permetterà di avere qualche successo iniziale che ti consentirà di aumentare lo slancio e aumentare la tua fiducia. Ti sentirai incoraggiato ad aumentare l'obiettivo settimanale di quindici minuti nei prossimi due mesi e successivamente venti minuti a settimana negli ultimi due mesi.

Quando fai questi piccoli passi e li aumenti di piccole quantità, dopo qualche tempo sarai in una buona posizione. A lungo termine, questo ti aiuterà a raggiungere il tuo enorme obiettivo audace. Quando si tratta di stabilire il tuo enorme obiettivo, più sei in grado di dividere quell'elefante, maggiori saranno le possibilità che avrai di raggiungere il tuo obiettivo finale.

2. Non affidarti ad altri per fissare i tuoi obiettivi.

Consentire ad altre persone di impostare o modificare obiettivi per te può comportare diversi effetti dannosi e impedirti di raggiungere tali obiettivi. Il motivo è che non saranno più i tuoi obiettivi e non avrai un senso di proprietà o impegno, perché è l'obiettivo di qualcun altro. Inoltre, quando altre persone ti fissano un obiettivo, possono sopravvalutarti e quindi fissare obiettivi che sono più alti di quello che ritieni di poter fare. La mancanza di convinzione può portare a rinunciare quando si verifica la prima sfida. Se devi coinvolgere le persone, per aiutarti a raggiungere il tuo obiettivo, bene, ma non lasciare che ti fissino un nuovo obiettivo.

3. Avere una chiara visione mentale di come si presenta il successo.

Avere obiettivi intelligenti ti aiuterà ad avere chiarezza e una scadenza ragionevole per raggiungere i tuoi obiettivi. I piccoli obiettivi sono i seguenti:

- *Specifico* - Il tuo obiettivo deve essere definito chiaramente. Invece di dire che hai bisogno di più denaro in un mese, devi essere specifico sulla quantità di denaro che desideri, ad esempio € 2.000 o € 10.000 al mese.

- *Misurabile* - Devi poter "misurare" ciò che hai fatto, questo ti permetterà di sapere che hai effettivamente raggiunto il tuo obiettivo.

- *Raggiungibile* - Anche se sembra giusto stabilire obiettivi che ti facciano sentire la sfida, non devi fissare obiettivi impossibili, perché porteranno solo a frustrazioni.

È difficile ottenere qualcosa di cui non conosci l'aspetto. Pertanto, per raggiungere il successo nei tuoi obiettivi, devi avere un'immagine chiara di come si presenta il successo. Il segreto è avere un obiettivo chiaro in modo da poter mettere in atto un piano chiaro per raggiungerlo.

Avere, per esempio, l'ambizione di aumentare le entrate della propria attività, tra il 50 e il 100% ogni anno, è una sfida "poco chiara", perché il piano per un aumento del 50% non è lo stesso di quello per l'aumento del 100%. Pertanto, è necessario sapere esattamente quali piani devono essere implementati. Non è possibile implementare un vecchio piano e sperare, perché la speranza non è una strategia. Avere obiettivi chiari ti aiuterà a elaborare piani chiari, che aumenteranno le tue possibilità di raggiungere il successo.

4. Scopri perché i tuoi obiettivi sono importanti.

Se non capisci perché i tuoi obiettivi sono importanti per te, sarà difficile fare lo sforzo necessario. Comprendendo il motivo per cui i tuoi obiettivi sono essenziali, darai un forte senso allo scopo, che ti terrà motivato quando attraverserai momenti di difficoltà. Quando non hai un senso dello scopo, appena le cose non andranno come previsto, tenderai a declassare il tuo obiettivo.

Per raggiungere i tuoi enormi obiettivi, devi rimanere fermo sul tuo obiettivo, ma essere flessibile sul tuo approccio. Avere una forte motivazione per raggiungere il tuo obiettivo aiuterà i tuoi occhi a rimanere concentrati sul premio finale e ti motiverà a continuare a combattere anche durante i momenti difficili.

5. Tieni traccia delle tue prestazioni.

Credo fermamente nel dire "Ciò che viene misurato viene fatto". Ma credo fermamente di più nel potere della motivazione. Quando dividi l'elefante in piccoli obiettivi, quando inizi a raggiungerli, aumenterà sia la fiducia nel tuo approccio sia la fiducia nel raggiungimento del successo.

Se lavori con una squadra, assicurati di condividere i progressi con la tua squadra quando segui le prestazioni. Di solito, alla gente piacerà conoscere i progressi, specialmente quando il gioco si fa più duro. A volte quando la testa è abbassata e ti stai orientando verso il traguardo e non sai quanto sei vicino, ascoltare i progressi ti incoraggerà a fare il tratto finale e superare il traguardo.

6. Cerca la conoscenza e non i risultati.

Concentrarsi sull'eccitazione che deriva dalla scoperta, dall'esplorazione, dal miglioramento e dalla sperimentazione alimenterà sempre la tua motivazione. Quando ti concentri principalmente sui risultati, la tua motivazione morirà ogni volta che calcolerai che potresti non raggiungerli. Pertanto, è necessario concentrare l'attenzione sul viaggio e non sulla destinazione. Tieni traccia di ciò che stai vivendo sulla strada e cerca le aree che puoi migliorare.

7. Non permettere a te stesso di ristagnare.

Quando ti senti come se non stessi imparando nuove cose nella tua vita personale o professionale, potrebbe essere il momento migliore per cambiare. Per crescere, è necessario evitare il ristagno a tutti i costi. Attraverso questo, sarai in grado di affrontare nuove sfide e superare eventuali ostacoli sulla tua strada.

8. Crea un ambiente di lavoro positivo.

Non c'è dubbio che le persone si esibiranno tanto bene quanto il loro ambiente di lavoro. Avere un ambiente di lavoro scadente può portare a personale non coinvolto e improduttivo e il loro atteggiamento negativo nei confronti del lavoro si rifletterà sul tipo di prodotti e servizi forniti. Se vuoi avere successo in quello che stai facendo, dovresti imparare come creare un ambiente di lavoro positivo. Di seguito sono riportati i suggerimenti per la creazione di un ambiente di lavoro positivo:

- *Praticare la sicurezza sul posto di lavoro* - Nessuno vorrà lavorare in un ambiente che non è sicuro. In tal caso, saranno soggetti a lesioni. Siete legalmente obbligati ad aderire alle norme di salute e sicurezza in modo da poter avere un ambiente di lavoro sicuro. Se tu o il tuo dipendente avvertite dei disagi durante il lavoro, sarà difficile lavorare al massimo delle vostre potenzialità.

- *Abbraccia un rinforzo positivo e sii amichevole* - Esercitarsi con parole gentili può fare molto nel mondo degli affari. Il modo in cui interagisci con le persone può portare a fallimenti o successi nel settore prescelto. Devi capire che ci sono alcuni compiti che non puoi svolgere da solo senza i tuoi dipendenti, ed è per questo che devi riconoscerli il più possibile. Quando utilizzi una pratica di rafforzamento positivo nei tuoi dipendenti, aumenterai la loro soddisfazione e il loro impegno e saranno felici di sapere che stanno avendo un impatto sulla tua attività. Quindi assicurati di dire loro una parola gentile in modo che possano sentirsi apprezzati. È probabile che i lavoratori facciano più sforzi quando lavorano per un datore di lavoro comprensivo. Per questo motivo, è saggio imparare i nomi delle persone, mettere un sorriso sul tuo viso e salutare i tuoi membri la mattina prima di iniziare la giornata di lavoro.

- *Abbi l'abitudine di celebrare il successo* - È positivo quando inizi una riunione e cominci a parlare di cose positive non solo riguardanti la tua attività, ma anche per coloro che lo hanno reso possibile. Individua un individuo o un dipartimento per un lavoro ben fatto. Prendi nota di chi hai ringraziato di recente e cerca anche modi per riconoscere i membri del tuo personale che potrebbero sentirsi sottovalutati nelle loro funzioni.

- *Incoraggiare il divertimento sul posto di lavoro* - Un ufficio stracolmo di attività porterà a una mancanza di creatività, motivazione e soddisfazione nel lavoro. Fornisci sempre il giusto equilibrio tra lavoro e svago in ufficio per consentire alle persone di chattare e divertirsi. Ad esempio, dovresti dare al tuo staff una divertente pausa e puoi anche presentare venerdì casuali o anche giorni a tema, in cui le persone possono vestirsi casualmente.

- *Pratica atti casuali di gentilezza* - Tutti noi amiamo qualcosa dato gratuitamente. Mostra al tuo personale come lo apprezzi attraverso l'offerta di regali casuali. Ad esempio, puoi decidere di offrire pizze per ogni membro del tuo personale o portare snack o persino una bottiglia di birra o vino alla fine della settimana lavorativa. Questo farà sì che le persone desiderino che il fine settimana finisca più velocemente per tornare più motivati al lavoro.

Piano d'azione di quattro settimane per diventare la persona che vuoi essere.

Prima di definirti un professionista di qualsiasi settore, devi aver seguito l'intero processo di formazione per apprendere le operazioni di quel settore dentro e fuori. Una cosa su cui si sbaglia spesso, è pensare di essere professionisti solo perché si sta facendo qualcosa di pertinente a un settore. Questo non è un segno di professionalità ma un segno di illusione.

Anche se pensi di essere brillante, se non hai la capacità di far emergere la tua esperienza senza sforzo, il mondo non sperimenterà mai quella brillantezza.

Tuttavia, c'è speranza, perché puoi imparare a diventare qualsiasi cosa tu voglia essere. Se hai identificato ciò che vuoi essere e non sai come iniziare, ti aiuterò con un piano di quattro settimane.

Se segui questo piano, in quattro settimane, avrai fatto ciò che hai tanto desiderato in modo professionale. Avrai anche un metodo sicuro su come produrre infiniti risultati, senza sforzo e in modo professionale.

Settimana 1: Impara ad esercitarti.

Quando inizi una professione, la prima cosa che devi sapere è prendere l'abitudine di lavorare in quel settore specifico. Bisogna anche dire qualcosa che non piacerà a molti giovani... la maggior parte del vostro lavoro da principiante non va bene! La maggior parte dei giovani che hanno appena iniziato sono arroganti e pensano di sapere tutto. Queste sono persone che hanno appena iniziato e il loro lavoro è terribile e senza valore.

Ciò di cui non sono a conoscenza è che, non solo non riusciranno a farsi un buon nome per sé stessi, ma stanno dando ai loro clienti una brutta impressione riguardo al loro lavoro. Stimano la quantità anziché la qualità. C'è una cosa importante che dovrebbe, tuttavia, essere notata. Non è solo il cattivo professionista che produce cattivi risultati; i professionisti delle merci danno anche molte volte risultati negativi. L'unica cosa diversa tra professionisti cattivi e buoni è che le persone buone non permettono a nessuno di vedere le loro cose cattive. I buoni professionisti hanno una qualità che le persone cattive non hanno, che è la prospettiva.

Le brave persone hanno l'abitudine di uscire da sole e guardare obiettivamente il proprio lavoro. Sono consapevoli di non poter lasciare che il proprio orgoglio assuma il controllo del proprio lavoro. Se il loro lavoro non va bene, sono consapevoli che richiede correzioni e non potrà essere consegnato così com'è.

Nella prima settimana, l'obiettivo è quello di aprire il processo di pensiero creativo o la mente subconscia e quindi imparare come applicare quei pensieri in azione.

Settimana 2: Costruisci una struttura.

Grazie per esserti unito a noi alla settimana 2. Dovresti, tuttavia, notare che questa è una continuazione di ciò che hai imparato nella settimana 1, e quindi dovresti continuare a praticare ciò che hai imparato nella settimana 1. Ciò significa che quando raggiungi la settimana 4, dovresti praticare ciò che hai imparato dalla settimana 1 alla 3.

Ormai devi possedere una buona idea generale su come catturare i tuoi pensieri. Anche la tua creatività dovrebbe aumentare. Nella seconda settimana, l'obiettivo è iniziare a raccogliere idee e imparare a metterle insieme.

A questo punto, il tuo lavoro è confuso e ovunque. Stai letteralmente fantasticando con ciò che è nella tua mente e non hai alcun processo logico dietro ad ogni pensiero. Lo stai facendo solo per il gusto di farlo.

In questa settimana, farai qualcosa di diverso, che implica tenere un diario personale di ciò che ti è successo durante la giornata riguardante il tuo progetto. Di solito, viene eseguito di notte allo scopo di riavvolgere gli eventi della giornata. Ogni giorno richiede di scrivere informazioni dettagliate sulla tua giornata dal momento in cui ti sei svegliato.

Assicurati di avere una struttura che fungerà da quadro per il tuo lavoro in futuro. La maggior parte dei professionisti cotti a metà produrrà un lavoro a metà e sparso. Quando hai uno schema su ciò che vuoi essere, sarai in grado di raccogliere facilmente le tue idee e farle apparire al momento e nel luogo appropriati. È proprio come quando si costruisce. La prima cosa è gettare le basi prima di iniziare la costruzione. Senza una solida base, la tua casa non sarà forte.

Ancora una volta, quando ci trasferiremo nella nostra nuova casa, incontreremo pareti vuote e anche piani. È da lì che inizieremo a spostare i mobili e a mettere anche le decorazioni. Sarebbe un atto sciocco portare mobili prima di costruire la casa.

Settimana 3: Assegnati un incarico.

Alla terza settimana, abbiamo una solida base per lavorare su qualunque sia il nostro progetto. Questo è il punto in cui vai avanti e attui ciò che hai avuto in mente. La scorsa settimana abbiamo lanciato molte idee. Le nostre idee sono in attesa di essere implementate. In questo momento, dovresti avere molte idee su cosa vuoi fare.

E a differenza delle ultime due settimane, sei più flessibile nel processo di esecuzione. Questo significa che puoi andare avanti per fare quello che vuoi fare. La cosa più importante è continuare a praticare ciò che hai imparato. Usa questi sette giorni per lavorare al tuo progetto. Che si tratti di un pezzo al giorno o alla settimana, questo non è importante. Assicurati solo di farlo ogni giorno.

Settimana 4: Ricarica il tuo progetto e finalizza.

È importante esaminare il tuo progetto prima di presentare l'invio finale. Questo ti aiuterà a rimuovere gli errori che potresti aver commesso nei tuoi lavori precedenti. In qualsiasi tipo di professione, devi prenderti il tempo per fare affidamento sul tuo lavoro. Questo non solo salverà la tua immagine ma assicurerà anche che tu fornisca i migliori servizi al mondo.

In questa fase, devi continuare a imparare di più in modo da poter migliorare e non dimenticare di applicare ciò che hai appreso nelle prime fasi. Trasforma la carriera dei tuoi sogni in realtà e concedi più tempo possibile per ottenere buoni risultati.

Spero che quando seguirai il piano di quattro settimane sopra, emergerai come il tipo di persona che vuoi essere. Tutto inizia con il processo decisionale e poi dedicandoti al raggiungimento del tuo obiettivo. Non c'è nulla che possa essere raggiunto se non è prima conquistato nelle nostre menti, e quindi guidare le nostre menti dovrebbe essere una priorità nel raggiungere i nostri obiettivi.

Capitolo 8. Concetti fondamentali e connessione allo stoicismo

Q uasi ogni filosofia offre la libertà di una forma o dell'altra. Molti si concentrano sull'essere liberi da difficoltà e sofferenze, mentre altri dall'ignoranza, dalla disperazione e persino dall'oblio. Lo stoicismo offre diverse libertà proprie, compresa la libertà dalla passione, la libertà dalla sofferenza e persino la libertà dal caos. Tuttavia, un elemento della libertà stoica che lo distingue da molte altre varianti è l'idea di essere libero dall'interno. Mentre la maggior parte delle tradizioni si concentra sulla liberazione da fattori esterni, lo stoicismo si concentra sulla liberazione da fattori interni. Questi fattori interni includono passioni, desiderio sfrenato e conflitto interiore. Tuttavia, tutti questi si combinano per creare la massima libertà: la libertà della mente. In breve, quando una persona pratica lo stoicismo, subisce un processo che serve a liberare la mente da tutte le restrizioni, delusioni e sofferenze che affliggono la persona media.

Liberare la mente da influenze esterne

A prima vista, liberare la mente può sembrare un processo che ha poco a che fare con il mondo esterno. Tuttavia, il fatto è che molti degli ostacoli, restrizioni e insidie che si trovano nella mente di una persona sono messi lì da forze esterne. Questo può assumere forme estreme come il lavaggio del cervello, la programmazione mentale e simili, oppure può assumere forme più sottili come valori sociali, sistemi di credenze religiose e persino campagne pubblicitarie. Alla fine, la mente è costantemente bombardata da informazioni di varie forme provenienti da influenze esterne. Anche se l'individuo filtra queste informazioni, ha ancora un modo per farsi strada, causando ogni sorta di conflitto interno, dubbio e confusione. È qui che lo stoicismo può venire in soccorso.

Un modo in cui lo stoicismo libera la mente da influenze esterne è porre una forte attenzione sulla logica e sulla saggezza. Questi attributi aiutano l'individuo a non cadere in preda alla manipolazione emotiva che è usata da gran parte dei media moderni. Tutto, dalle notizie alle campagne politiche e persino alle campagne pubblicitarie, è progettato per concentrarsi sui fattori emotivi di una persona. Colpendo il nervo giusto, possono influenzare le persone ad acquistare prodotti, votare per un determinato candidato o fare qualsiasi numero di cose senza pensarci due volte. Tuttavia, il praticante stoico applicherà la logica e la saggezza alle cose che vede e ascolta, determinando la loro intrinseca veridicità. Il più delle volte il risultato è che lo Stoico vede attraverso l'inganno ed è quindi in grado di evitare di prendere una decisione che rimpiangerà in seguito. Ciò libera la mente dal clamore e dalla propaganda che satura quasi tutti gli strati della nostra società in questo momento moderno.

Lo stoicismo attribuisce anche un alto significato all'etica. La differenza tra etica stoica ed etica convenzionale è che l'etica stoica si basa sull'individuo, non sul collettivo. Ciò significa che ogni stoico deve decidere ciò che è etico per loro, non semplicemente accettare un elenco predefinito di cose da fare e da non fare. Mentre può sembrare contro intuitivo rifiutare le norme sociali di comportamento al fine di raggiungere uno standard etico di comportamento, la verità è che l'etica deve venire dall'interno verso l'esterno, non dall'esterno all'interno. Zenone e i suoi contemporanei credevano che la natura fosse giusta e corretta, quindi ogni individuo possiede un senso intrinseco di giusto e sbagliato. Seguendo questa bussola morale interna, lo Stoico si libererà dalle influenze sociali, religiose e politiche che tenterebbero di convincere una persona a seguire il suo insieme di regole prescritto. Visto che queste regole sono generalmente progettate per controllare il comportamento umano, una tale bussola morale farebbe molto per preservare la libertà della mente e dell'anima dell'individuo.

Liberare la mente dalle influenze interne

Per quanto impegnativo sia liberarsi dalle influenze esterne, non è niente in confronto alla liberazione dalle influenze interne. Emozioni, desideri, ambizioni e altre pulsioni interne possono essere le cose più difficili di cui liberarsi. Dopotutto, puoi scappare da qualsiasi persona o altro, ma non puoi mai scappare da te stesso. Ovunque tu vada, ti troverai sempre lì. Fortunatamente, Zenone e i suoi contemporanei si resero conto che la vera libertà e la liberazione dalla sofferenza dovevano essere raggiunte dall'interno. Pertanto, ha iniziato a stabilire i principi stoici per aiutare la persona media a raggiungere questo obiettivo. Il risultato finale è che una persona che segue la tradizione stoica diventerà libera da influenze interne e esterne.

Nessuna influenza interna è forte come le emozioni di una persona. La reazione emotiva di una persona a una situazione serve a interpretarla in modo distorto e spesso impreciso. La paura può far sembrare qualsiasi situazione peggio di quanto non sia in realtà, e la rabbia può trasformare qualsiasi situazione in un incubo assoluto. È qui che i principi stoici possono dimostrare di avere un valore incommensurabile. La disciplina dell'azione, ad esempio, può fare molto per aiutare una persona a prendere decisioni basate sull'evidenza piuttosto che sulla sua reazione emotiva. Anche se potresti ancora provare paura a causa di una situazione, controllando il tuo processo decisionale puoi essere libero dal dominio che la paura può portare. Usando la logica e la saggezza puoi fare scelte migliori, indipendentemente da ciò che ti dicono le tue emozioni. Questo vale anche per la rabbia. Quando prendi il controllo della tua rabbia, impedisci che sia lei a prendere il controllo di te. La disciplina dell'azione garantirà che non reagirai mai per cattiveria o rabbia, causando danni ad amici o persone care. Questo non solo previene la sofferenza che proverebbero, ma previene anche la colpa e la vergogna che proveresti dopo il fatto.

La disciplina del desiderio è un altro principio stoico che fa molto per liberare la mente. Le emozioni di una persona possono farle desiderare ogni sorta di cose, indipendentemente da cosa siano realmente. Ancora peggio, quando una persona consente ai propri desideri di controllarli corrono il rischio di diventare dipendenti dalle cose. Queste cose potrebbero essere apparentemente innocue come guardare la TV, fare shopping o usare i social media. In alternativa, quelle cose potrebbero essere più sinistre, come droghe, alcol o gioco d'azzardo. Inizialmente, sviluppare la disciplina del desiderio può richiedere molto sforzo, soprattutto se si soffre di dipendenza in qualsiasi forma. Tuttavia, una volta raggiunto l'obiettivo, la tua mente sarà libera dai "demoni" della dipendenza, il che significa che avrai di nuovo il controllo della tua vita. In questo contesto, la libertà da influenze esterne e interne è strettamente correlata. Dopotutto, le campagne pubblicitarie non possono avere un impatto sul processo decisionale se non c'è una risposta interna da attivare. Pertanto, praticando le discipline stoiche libererai la tua mente da tutti i pericoli, sia quelli dall'esterno che quelli dall'interno.

Libertà dalla sofferenza

Infine c'è l'aspetto della libertà dalla sofferenza. Questo potrebbe sembrare fuori posto quando si parla di come lo stoicismo libera la mente del praticante, tuttavia quando ti fermi a considerare la vera natura della sofferenza, inizia ad avere molto senso. Se cerchi parole alternative per "sofferenza", troverai "angoscia". E quando pensi all'angoscia, il più delle volte pensi all'angoscia mentale, che si svolge esclusivamente nella mente. La sofferenza, quindi, può essere vista come uno stato d'animo, nel senso che non puoi liberarti dalla sofferenza se non liberi la mente.

Un modo in cui lo stoicismo serve a liberare la mente dalla sofferenza è quello di mettere le cose nella giusta prospettiva. Troppo spesso ciò che causa la sofferenza in primo luogo è desiderare cose che sono fuori portata, temere cose inevitabili o cercare di controllare cose che sono al di fuori del tuo controllo. La disciplina dell'assenso serve a mettere tutte queste cose nel contesto. Rendendosi conto che certe cose sono al di fuori del tuo controllo, puoi lasciar andare la responsabilità di quelle cose e dei loro risultati. Inoltre, accettando che alcuni obiettivi sono fuori portata e che accadranno determinate cose, che tu lo voglia o no, puoi rimuovere la frustrazione che queste cose portano. Alla fine, la chiave per eliminare la sofferenza è vedere le cose per come sono realmente. Questo libera la mente dal tentativo di risolvere problemi che semplicemente non ha il potere di risolvere.

Un altro modo per liberare la mente dalla sofferenza è sperimentare la sofferenza volontariamente. Questo non significa che devi desiderare le difficoltà, piuttosto significa che ti immergi nelle difficoltà quando ti viene voglia. Il punto di questo esercizio è dimostrare che sei più forte dei momenti difficili che affronti. Provare che puoi sopportare le difficoltà libererà la tua mente dalla paura e dal terrore che le difficoltà stesse generano. Una volta raggiunto questo obiettivo, noterai due conseguenze. In primo luogo, scoprirai che i momenti difficili sembrano molto meno sinistri e insormontabili rispetto a una volta. Questo ti libera dal disagio emotivo e mentale che la maggior parte sperimenta durante questi momenti. La seconda conseguenza è che quando la tua mente è libera dall'angoscia diventa più capace di risolvere i problemi che affronti. Pertanto, non solo hai liberato la tua mente dall'angoscia, ma hai anche liberato la tua mente per svolgere meglio i compiti per cui era stata progettata in primo luogo, portando così i momenti difficili a una fine più rapida e più felice.

Capire le emozioni

Gli stoici si sentono sempre. Nonostante ciò che ci si potrebbe aspettare, è un'aspettativa degli stoici che la tranquillità e l'euforia siano prodotte vivendo la tua vita al massimo. Tutto considerato, gli individui sembrano paragonare gli stoici agli aspiranti vulcaniani. Niente contro i Vulcaniani oltre al loro approccio paternalistico verso l'umanità negli anni pre-federali, ma ci sono cattivi esempi stoici come altri terrestri. Gli stoici sono pretenziosi di essere umani.

La massima stoica, vivendo come indicato dalla natura, ci spinge a capire dove ci troviamo in questo universo in crescita. Tutto ciò che è caotico e totalmente bizzarro in questo mondo che collega la vita è incluso qui. Senza dubbio, concentriamo la maggior parte di ciò che è la nostra considerazione sulla personalità umana, che di per sé è uno strumento sorprendente. La scena mentale è fatta di sentimenti ed è qui che gli stoici gli danno ciò che è dovuto.

In questa vita passionale, molto diversa da come la affrontiamo, gli stoici hanno il loro modo di affrontarla. Ad esempio, non prevediamo che i sentimenti saranno di grande aiuto per la condotta. Il clima può essere un modo per dire come vengono trattati questi sentimenti. Devi guidare lentamente, portare un ombrello quando c'è pioggia, ma alla fine devi lavorare. Le tempeste appassionate sono abbastanza simili in un certo senso. Nonostante si abbia una terribile sensazione nei confronti di alcune cose, gli Stoici credono che al momento possiamo ancora intervenire.

Se sei molto sconsiderato nei confronti di una persona, quando ti viene chiesto perché, hai risposto, "è appiccicoso", gli individui ti percepiranno come divertente. Gli stoici affermerebbero che la reazione avuta nei confronti della persona è irragionevole. In primo luogo, la tua reazione è molto probabilmente dovuta alla ricezione di un punto di vista inutile. Secondo, a prescindere, un uomo ha la possibilità di agire con rettitudine, indipendentemente dalle situazioni.

Ci sono tre "sentimenti positivi" che lo stoicismo gestisce. In greco, sono indicati come *eupatheia (vulnerabilità)*. Questi sentimenti sono Attenzione, Desiderio e Gioia. Ci sono tre passioni che sono considerate "sentimenti terribili" dal ragionamento stoico. La distinzione è stata creata per separare i sentimenti positivi da quelli negativi. Nella psiche, la formazione Stoica è:

Attenzione vs Paura

Desiderio vs Appetito (lussuria)

Gioia vs Piacere

Guarda quanto scritto sulla morale stoica con l'idea di averne un assaggio. Ognuna delle sottigliezze del sentimento umano può essere classificata con una di queste parole, quindi non stressarti per rancore, bramosia, ribellione, vendetta, ecc., sono completamente rappresentati. Il dolore non può avere l'inverso e la miseria è preoccupante.

Una logica comparativa è quella di Attenzione contro Paura. La paura ci fa buttare via la soddisfazione che abbiamo attualmente perché pensiamo che qualcosa o qualcuno verrà e ce la toglierà. L'attenzione è più importante, perché ci fa capire che la vera pace non si trova nelle cose esterne. Se non riusciremo a prosperare, dovremmo avvicinarci al mondo non con cautela ma con consapevolezza.

Il prossimo è Desiderio. È un nome peculiare per un'idea entusiasta. La definizione di appetito energetico secondo noi è "lo sciocco desiderio". L'avidità è una fame di cose materiali, tangibili, mentre l'ostilità è la ricerca della rivendicazione. La nostra vitalità viene distrutta da queste cose in un sogno o, come tendono a fare, ci fanno svolgere attività inutili. Le cose che sono fuori controllo sono cose su cui gli stoici non scommettono la loro gioia. Preferirebbero piuttosto accettare l'Appetito. Secondo Aurelio, devi divertirti nella tua attività. Quando gli stoici discutono del sentimento, è sempre per influenzare la parte cognitiva e soggettiva di un sentimento che è considerato separato dai cambiamenti reali.

Il Piacere, secondo la prospettiva negativa degli stoici, è aggiuntivo a causa dell'interesse principale per la Gioia. Lo Stoico prova a costruire una Gioia resistente. Cerca di ricordare cosa lo fa sentire eccitato dal bisogno, ed è abbastanza concepibile esistere senza tali cose. D'altra parte questa Gioia non è una passione irrazionale, dato che è conforme alla ragione, essa è "un'emozione buona". La Gioia stoica non è, come il Piacere, la motivazione e il fine dell'azione morale.

Insistiamo sull'avere il meglio per gli individui, alternando tra i punti bassi e i punti più alti della nostra vita. Pensiamo che la maggior parte dell'agonia che viviamo sia auto-procurata, perchè è il risultato di una prospettiva che richiede di vedere il mondo non come è veramente. Le cose fragili, mortali, le aspettative presenti e quelle passate, sono gli interessi su cui ci concentriamo maggiormente in modo tale da continuare ad andare avanti. Ciò che è distintivo è Attenzione, Desiderio e Gioia. Questo può accadere ad una mente che riconosce come avvengono i cambiamenti, nel senso che ciò che è in noi può prosperare e sopravvivere.

Capitolo 9. Inganno

L' atto di mentire è un fenomeno comune nel mondo. Ci sono diverse ragioni per cui le persone hanno scelto di essere ingannevoli nella loro vita quotidiana. L'atto di ingannare può essere fatto per guadagno personale o per ragioni ideologiche. L'atto, di per sé, è molto pericoloso perché ha il potenziale per danneggiare una vittima. Il processo viene sempre eseguito per un periodo di tempo che può variare, ma in realtà, può anche essere fatto senza danneggiare necessariamente la vittima.

Esistono diversi modi in cui un individuo può scegliere di capire cos'è l'inganno. Il modo migliore per iniziare il processo di comprensione profonda inizia con la conoscenza della definizione del termine. L'atto di inganno può essere descritto come un processo per far credere a una persona qualcosa che non è vero. Implica un'ampia forma di creazione di una falsa realtà attraverso la manipolazione delle apparenze. Il mondo attuale ha visto e sperimentato diverse forme di inganni in diversi contesti. Pertanto, diventa un compito difficile classificare queste forme di inganno usando una sola caratteristica comune ad esse. Questo nonostante ogni atto di inganno abbia una somiglianza familiare con gli altri.

L'inganno contiene entrambe le forme di simulazione e dissimulazione. La simulazione è l'atto di trattenere o nascondere informazioni importanti alla vittima dell'atto ingannevole. La dissimulazione è il processo di diffusione di informazioni fuorvianti o errate a un individuo ingannato. L'atto di mentire può avere successo sia con l'omissione, che con l'inclusione di informazioni. Tuttavia, normalmente l'inganno si ottiene maggiormente per omissione piuttosto che per inclusione.

Il primo gruppo di psicologi che ha studiato l'arte dell'inganno, ha fatto le sue ricerche nel 1989. Hanno fatto i loro studi guardando il gioco di prestigio della magia o evocando il loro paradigma. Tuttavia, questa forma di inganno ha una grande differenza rispetto a quella fatta da una persona sicura o da una spia. La persona che esegue un inganno in magia, ha un contratto per ingannare le persone che lo guardano. Inoltre, le parti che stanno subendo l'inganno sono sempre consapevoli che stanno per essere ingannate, prima dell'azione.

Tuttavia, l'atto dell'inganno ha diversi modi per ottenere successo. Durante l'atto dell'inganno, le vittime non vengono informate o rese consapevoli di ciò che sta accadendo o di ciò che sta per accadere. D'altra parte, non ci sono forme di inganni che sono state sanzionate dalla società globale. Questo nonostante alcune forme di menzogna non siano tollerate e siano sanzionate.

Esistono numerose rappresentazioni dell'inganno e il contesto in cui sono state utilizzate in tutto il mondo. Ci sono certi momenti in cui adolescenti sono stati in grado di ingannare gli adulti. Il caso non si verifica solo sugli adolescenti; ci sono diversi casi in cui diverse persone di età e sesso sono state in grado di mentire a medici o altri professionisti della salute. Mirerebbero ad evitare o modificare le prescrizioni che vengono impartite. La frode al consumo nel settore sanitario è stata tra i casi più comuni che sono stati evidenziati nel mondo attuale.

L'altra forma di inganno che è stata evidenziata per lungo tempo è conosciuta come inganno militare e strategico. Questa forma di inganno è stata praticata da tempo immemorabile da diverse comunità o nazioni in tutto il mondo. Gli stratagemmi e le finte sono molto importanti e apprezzate negli sport e nei giochi come forme di inganno. Persone che utilizzano trucchi per il gioco d'azzardo, imitatori e sensitivi fraudolenti sono aumentati a dismisura in tutto il mondo. Ciò ha fatto sì che sempre più persone diventassero vittime di truffe.

Il metodo criminale di inganno è comunemente noto come "falsificazione", in vari paesi del mondo. Ci sono molte pubblicazioni come libri e riviste incentrate sul plagio e altre forme d'inganno. L'altra forma di inganno che ha riscosso molti interessi della sociobiologia, degli psicologi e dei filosofi è conosciuta come "autoinganno".

Vale la pena guardare queste forme di inganni. Tuttavia, l'attenzione principale è rivolta all'inganno che comporta la comunicazione tra due persone. Ciò ha portato a diversi tipi di ricerca nella psicologia di un essere umano. Diverse persone sono state curiose di sapere come ingannare le altre persone o come conoscere i momenti in cui vengono ingannate da altre persone. Tali forme di inganni sono inclini a verificarsi quando vi è un' reale scambio di informazioni tra le persone. È determinato da fattori come problemi psicologici e questioni strutturali.

Teorie e tassonomie (classificazioni)

Diversi scienziati hanno cercato di sviluppare la psicologia dell'inganno alla fine del XIX secolo. Hanno aiutato la loro ricerca con il paradigma di evocare come il caso dell'inganno. Lo scopo di questa ricerca era quello di essere in grado di classificare i principi generali che vengono utilizzati per evocare mentre mistificano il pubblico. Questo costituirà quindi una base per spiegare il quadro su cui agisce l'atto dell'inganno.

Pertanto, ciò ha portato allo sviluppo delle tassonomie a fungere da quadro per la teoria dell'inganno. Una buona tassonomia aiuta a contribuire allo sviluppo di una teoria adeguata. Ciò è reso possibile perché la tassonomia aiuta a orientare il focus di un individuo su uno studio specifico. Il primo passo per condurre la tassonomia consiste nel considerare il processo estremamente provvisorio. Ci sono alcune circostanze difficili che possono essere sperimentate durante il processo del sondaggio di ricerca. Tuttavia, un buon esercizio di tassonomia è giudicato dalla sua capacità di aiutare i suoi utenti.

Diverse tassonomie sull'inganno sono state sviluppate da diversi teorici. Queste tassonomie presentano un vantaggio fondamentale per l'attuale e la prossima generazione. Perché saranno utilizzati come fonte di sviluppo di sistemi di inganno completi nella generazione attuale e successiva. Questi sistemi possono essere fondamentali per aiutare le future indagini sugli inganni. Tuttavia, l'obiettivo più importante delle tassonomie è aiutare a sviluppare teorie scientifiche sull'inganno.

Tale teoria avrà diversi componenti al suo interno. Comprenderà variabili di base, concetti comuni e leggi che consentiranno a un individuo di comprendere l'inganno. Le forme riuscite di tassonomie sono state in grado di iniziare con l'effettiva definizione di cosa sia l'inganno. Approfondisce le spiegazioni più scientifiche del fenomeno. Queste analisi considerano i casi comuni che si verificano nella vita quotidiana degli esseri umani per essere in grado di relazionarsi con la comprensione delle persone.

Tassonomia nello spazio psicologico

Durante la tassonomia, è stata studiata una relazione sistematica tra i termini di inganni e persone di madrelingua inglese. Questo studio implica come quarantasei termini fossero collegati all'inganno. Ci furono diverse teorie che furono invocate come teorie dell'inganno che furono riconosciute. L'inganno è in grado di comprendere categorie come bugie, maschere, crimini, finzione e gioco. Le forme di inganni che sono state praticate in tutto il mondo tendono ad avere una chiara linea di somiglianza tra loro. La tassonomia è molto gerarchica. È perché le sei categorie possono essere raggruppate in due categorie principali.

Le due principali categorie che caratterizzano le sei categorie dell'inganno sono conosciute come fabbricazioni di sfruttamento e fabbricazioni benigne. Ci sono molte cose racchiuse in fabbricazioni benigne che includono il gioco e la finzione. D'altra parte, le fabbricazioni di sfruttamento coinvolgono diverse attività come sottostanti, maschere, crimini e menzogne. Questa tassonomia è stata la punta di diamante di due individui negli anni '80. Erano il signor Hopper e il signor Bell che andarono oltre per cercare di esaminare le forme di inganni che erano moralmente accettabili, innocue e socialmente accettabili; invece, moralmente inaccettabile, dannoso e socialmente inaccettabile come nuove categorie di tassonomia dell'inganno.

La prima dimensione è stata etichettata come nocività. Questa dimensione comporta forme di inganno che variavano da immorale, cattivo, dannoso e inaccettabile. I termini utilizzati nella dimensione sono stati definiti come parole di bassa valutazione. Termini alti sono stati usati per descrivere innocuo, morale e accettabile. La seconda dimensione è stata etichettata come segretezza. Gli elementi in questa dimensione che sono stati valutati in modo elevato, erano basati su convertire, non verbale e indiretto, quelli che sono stati valutati in modo basso erano basati su verbale, diretto e nascosto.

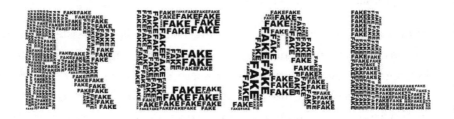

Tattica dell'inganno

Il mondo attuale ha visto fare diverse forme di inganno. Queste attività sono state svolte a casa, al lavoro e in diversi luoghi sociali. La visione comune dell'ampia società globale pone questo atto come immorale.

Una richiesta irragionevole per una più ragionevole

Questa tattica viene utilizzata da diverse persone che ingannano gli altri per ottenere ciò che vogliono. Può essere descritta come una tattica di inganno testata nel tempo. Se un individuo vuole compiere l'atto dell'inganno, è probabile che faccia una richiesta irragionevole come primo passo. L'irragionevole ha sempre un'alta probabilità di essere respinto. È quindi seguita dalla seconda richiesta, che tende a sembrare attraente rispetto alla domanda precedente. Questa forma di tattica è stata utilizzata più volte nel mondo cooperativo. La migliore rappresentazione può essere vista quando vi è un coinvolgimento nell'acquisto e vendita di beni o servizi.

Effettuare una richiesta insolita prima di effettuare la richiesta effettiva

Un po' come l'esempio precedente, un altro modo per far sì che un individuo faccia un compito per te, è formulare richieste insolite. Questi tipi di richieste hanno la capacità di spiazzare un individuo, essendo alla sprovvista mentre la richiesta viene fatta. Durante questi momenti, è difficile per un individuo capire la richiesta in corso e tuttavia, andare direttamente alla richiesta effettiva, ha alte possibilità di essere rifiutata immediatamente. Di conseguenza, in questi momenti, si riformula la richiesta, quella effettiva, in un contesto che sia più ragionevole, così che venga accettata.

Instillare Paura e Sollievo

Il processo di inganno implica che un individuo ottenga ciò che desidera. Ciò può essere raggiunto quando alla vittima, viene inizialmente fatto temere il peggio. Il secondo passo di questa tecnica consiste nel far sollevare la persona prospettando migliori possibilità. Questo rende una persona felice e in grado di concedere alla persona che lo inganna quanto richiesto. Quello che questa tecnica comporta è un piccolo trucco per ottenere il risultato finale desiderato.

Rendere colpevole il Partito Ingannato

La colpa è una forma molto profonda di emozione che è molto critica nella vita quotidiana delle persone. È una delle tattiche più utilizzate quando le persone dovrebbero essere manipolate per fare determinate cose. Il primo passo verso questa tecnica prevede la scelta del bersaglio giusto. La maggior parte delle persone che vengono scelte sono preferibilmente quelle che hanno la tendenza a sentirsi in colpa il più delle volte. Il secondo passo consiste nel garantire che il bersaglio scelto si senta colpevole di ciò che vuole la parte ingannatrice. Questo può accadere tra colleghi aziendali o anche tra amici. Per esempio, il modo migliore per ingannare un amico, è quello di ricordargli i favori fatti dalla parte ingannatrice.

L'uso della corruzione

La corruzione è un evento comune (purtroppo) a cui si sta assistendo in tutto il mondo. È descritto come uno dei modi migliori in cui un individuo che commette un inganno può essere in grado di compiere il suo atto di manipolazione. La corruzione può essere descritta come un atto di offrire a un'altra parte qualcosa di prezioso in cambio di una forma di favore. Gli oggetti di valore, in questo caso, possono essere denaro o altre forme di offerte.

Il processo è gestito con finezza affinché abbia successo. Il primo passo di questa tecnica prevede una ricerca individuale sui valori più importanti di cui la l'obiettivo ha bisogno. Le persone tendono ad essere molto disperate quando hanno bisogno urgentemente di certe cose e sono fuori dalla loro portata. Il secondo passo prevede che la parte pratichi l'atto manipolativo, senza far sembrare evidente la sua azione. Hanno la tendenza a far sembrare le loro azioni come una forma di assistenza all'altra parte in modo da nascondere le loro chiare intenzioni.

Giocare alla vittima

Interpretare la vittima durante l'atto dell'inganno ha il potenziale per far sì che l'atto abbia successo. Il processo ha il suo vantaggio, però durante l'inganno non bisognerebbe eagerare. Bisogna utilizzare la tattica in determinati momenti e con parsimonia. La tattica dovrebbe essere in grado di colpire il "cuore" della vittima designata. I manipolatori tendono ad agire in modo da essere persone altruiste e meravigliose per poi, in seguito, ingannare l'individuo facendo credere che molte cose nel loro mondo si stanno sgretolando.

Utilizzo della logica

Anche questa è una tecnica usata dai manipolatori. Le vittime includono quelle persone che tendono ad avere un tipo di mente razionale. Questo tipo di persone tende a essere facilmente persuaso dal pensiero logico. Pertanto, i manipolatori tendono ad avere almeno tre ragioni per provare a convincere l'obiettivo dell'inganno. Questi motivi tendono ad avere vantaggi sia per il manipolatore che per l'obiettivo dell'inganno. Questi pensieri sono sempre presentati in una forma razionale in modo da aiutare il manipolatore a non perdere la calma. Durante queste presentazioni, le emozioni tendono ad essere trascinate via perché il manipolatore sia in grado di raggiungere la sua mente target.

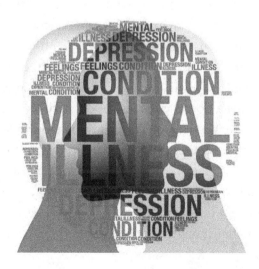

Capitolo 10. Programmazione neurolinguistica nella vita quotidiana

T i sei mai reso conto di quanto sia potente la nostra mente? Puoi pensare all'infinito. Il cielo è letteralmente il limite. Puoi immaginarti di essere la persona che vuoi essere e trasformarla in realtà. Ogni pensiero che abbiamo in mente può spingerci a fare qualcosa che vale la pena perseguire. Ecco come funziona la nostra mente conscia e inconscia. Se vogliamo ottenere cose più grandi nella vita, dobbiamo concentrarci su di esse e credere di poterle raggiungere. Tutto si riduce a come pensiamo e affrontiamo le opportunità e le sfide della vita.

Abbiamo discusso del fatto che la PNL è un approccio modellistico che si occupa in realtà di come la nostra mente può cambiare il modo in cui pensiamo, visualizzare gli eventi passati e affrontare le nostre vite. Questo metodo modella la percezione che hanno le persone di pensare in modo eloquente e analizzare le strategie per raggiungere i propri obiettivi personali. I neuroni nel nostro cervello sono tutti interconnessi. Formiamo le nostre uniche mappe mentali interne del mondo come risultato del modo in cui indoviniamo e percepiamo i dati che abbiamo catturato attraverso i nostri cinque sensi. Attribuiamo quindi un significato personale a queste informazioni che riceviamo dal mondo. Assegnando un linguaggio distinto a queste immagini, suoni, sentimenti, sapori e odori interni, formiamo la nostra seconda mappa mentale. Quindi, formiamo la nostra consapevolezza cosciente. Dalle voci interiori che sentiamo nelle nostre menti, al modo in cui comunichiamo attraverso di essa, la PNL è il processo principale per tradurre le nostre intuizioni in azioni produttive e utili. Esistono molti modi su come applicare la programmazione neurolinguistica nella nostra vita quotidiana. Come studente, genitore, lavoratore o aspirante artista, possiamo sempre usare la PNL come processo principale per aiutare la nostra mente a essere inarrestabile nel raggiungere i nostri obiettivi.

In questo secolo, tutto ruota intorno all'automazione e alla gratificazione istantanea. I telefoni sono diventati wireless, la cucina è diventata wireless, le auto non hanno bisogno di chiavi per funzionare. Tuttavia, c'è un risvolto della medaglia in questi miglioramenti. I giovani oggi sono senza lavoro e irresponsabili. Le relazioni sono insignificanti e sono definite da ricchezza e fama. I leader non hanno alcun senso di vergogna, specialmente nella corruzione. Le persone diventano negligenti, invidiose, senza cuore e fredde. L'istruzione è diventata senza valore perché definita da voti non dall'apprendimento. Infine, i bambini sono diventati a livello globale senza maniere. Le persone hanno case, ma non necessariamente una casa confortevole. Abbiamo tutti letti grandi e comodi, ma non riusciamo a dormire abbastanza. Ci sono molte nuove ricette da provare, ma le persone non hanno più tempo per mangiare. Tutto è solo stressante, pieno di pressione, ansia e frustrazione.

Fortunatamente, la speranza di cambiare queste cose è infinita e sempre attuale. Per alcuni, le persone credono che questo sia il loro destino, e nessuno può cambiarlo. Ma attraverso la PNL, ti renderai conto che siamo i padroni del nostro destino. Siamo il capitano della nostra nave. Creiamo il nostro destino. Nessuno prende le nostre decisioni tranne noi. Tu controlli il tuo ambiente. La tua società non ti controlla. Il motivo per cui le persone in questi giorni sono infelici è la mancanza di appagamento nella loro vita. A loro piace conformarsi alle norme della società. A loro volta, diventano robot viventi senza alcun senso della realtà. Per loro, la società è la loro realtà. Non si rendono conto che la felicità è uno stato d'animo. Ovunque tu sia, qualunque cosa tu faccia, se ci metti il cuore, sarai felice!

In questo capitolo discuteremo di come riprogrammare il tuo cervello per avere finalmente la vita felice e gioiosa che meriti. Vedi, ci sono tre fattori che programmano il cervello: Ambiente, Istruzione ed Esperienza. Ma questi possono essere riprogrammati tramite Riformulare, Rinominare e Riqualificare.

Il motivo per cui rimaniamo pessimisti è la paura di rimodellare e riqualificare la nostra mente per pensare alle cose in modo diverso. A causa delle nostre brutte esperienze, abbiamo sempre paura di riprovare. Ma quando finalmente acquisisci il coraggio di riformulare i tuoi pensieri su una situazione, inizi ad essere più forte per affrontare questa sfida e puoi finalmente riqualificare il tuo pensiero da un'impressione negativa a una positiva. Ci sono molti passaggi per favorire la positività e la felicità nella vita. La programmazione neurolinguistica ti consiglia di seguire questi metodi per favorire una mentalità positiva sulla strada per una vita felice e di successo.

Rafforza le tue relazioni ogni giorno. Che sia con i tuoi amici o i tuoi familiari, è molto importante mantenere una relazione sana. Queste persone di cui ti fidi sono utili per elevare il tuo spirito, guidare i tuoi pensieri e comportamenti e ti fanno sentire positivo, non importa quanto sia difficile la vita per te. Queste serie di rapporti ti assicurano che anche se fallisci, avrai sempre loro alle spalle. Saranno sempre lì, soprattutto quando ne avrai più bisogno. L'amore, la cura e il sostegno che possono darsi gli uni agli altri non ha prezzo; può essere d'ispirazione per raggiungere i tuoi obiettivi in futuro. Quindi, non dare mai niente per scontato. Utilizza la potenza degli strumenti a disposizione e di Internet. Anche se non li vedi tutti i giorni, assicurati di far sentire che li pensi. Questi semplici gesti possono portare a te e alla persona amata gioia e soddisfazione. Ti fa sentire che non sei solo. Quindi, la notte, potrai dormire sonni tranquilli.

Provare nuove cose. Che si tratti di un cambiamento nella carriera o di sperimentare nuovi hobby, provare nuove cose può darti diverse idee ed esperienze che puoi utilizzare per il tuo sviluppo. Attraverso la Programmazione Neuro-Linguistica, puoi essere audace, forte e coraggioso nell'uscire dalla tua zona di comfort, affrontare nuove sfide e imparare nuove cose. Non limitarti allo schema che hai sviluppato in passato. Non importa quanti anni hai, ci saranno sempre nuove cose da imparare, posti meravigliosi da vedere e attività da vivere. Non è mai troppo tardi per provare tutto ciò che il tuo cuore desidera. Perché è qui che puoi trovare felicità, gioia, appagamento e soddisfazione nella vita.

Puntare sempre all'auto-miglioramento. Questo è uno dei modi più importanti per spezzare le catene che la società ti ha dato dalla nascita. Come abbiamo discusso in precedenza, anche se pensi di aver raggiunto il tuo pieno potenziale, c'è ancora così tanto da sapere su te stesso. I tuoi attuali fondi sono limitati perché li lasci in linea con gli standard della società. Ma puoi cambiarli attraverso la programmazione neurolinguistica. In tutto ciò che fai, punta alla tua crescita e sviluppo. Evita di rimanere stagnante e ozioso, soprattutto sulla strada del successo. Se vuoi davvero raggiungere i tuoi desideri più intimi, devi imparare ad uscire dalla tua zona di comfort e iniziare a cercare opportunità in cui potrai imparare nuove cose. Approfitta della tua istruzione e formazione. Questi potrebbero aiutarti a sbloccare un livello completamente nuovo di potenziale. Quando arriva, non aver paura di afferrarlo.

Autodisciplina adottiva. La programmazione neurolinguistica ti consente di applicare l'autodisciplina ogni giorno della tua vita. Quando hai autodisciplina, inizi a controllare la tua mente a poco a poco, pezzo dopo pezzo. L'autodisciplina è la chiave per raggiungere i tuoi obiettivi. Ti aiuta a scongiurare ogni tentazione che può far deragliare i tuoi sogni. Se vuoi davvero perdere peso, hai bisogno dell'autodisciplina per dire no ai cibi grassi e ai cibi spazzatura. Se vuoi smettere di fumare e bere, mantieni una sufficiente autodisciplina per evitare di essere tentato di nuovo e cadere nel buco nero. Questo funziona anche quando si desidera evitare la procrastinazione. L'autodisciplina ti consente di controllare la tua mente e dirgli di rimanere produttiva.

Impara ad affermarti. Uno dei motivi principali per cui una persona sperimenta depressione e frustrazione è la sua mancanza di assertività (capacità di farsi valere con la persuasione). Quando una persona non ha questa abilità, gli altri sono inclini a non prenderlo in considerazione. Per le persone, va bene che venga scelto per ultimo e che sia vittima di bullismo o ferimento. A causa di queste esperienze, una persona emula l'impotenza. Comincia a credere di meritare il suo destino. Perché lasciarti dare per scontato quando puoi affermarti? Impara a non essere d'accordo in ogni occasione. Condividi le tue opinioni con le persone. Pensa anche a te stesso e ai tuoi sentimenti. Non lasciare che altre persone ti considerino come se fossi sacrificabile. Ricorda che sei un essere umano, hai il diritto di vivere una vita felice e libera. Per raggiungere una vita soddisfacente, non lasciare che gli altri ti tolgano questi diritti. Rivendicali per te non perché puoi ma perché te lo meriti.

Persegui ciò che vuoi. Gli errori più comuni tra le persone, sono quelli di vivere la loro vita secondo ciò che i loro genitori e la società gli hanno dettato. Per essere veramente felici, devi imparare a dire no a questi standard e a crearne di nuovi. Cosa vuoi veramente ottenere nella vita? Cosa vuoi fare? Non fare affidamento sui tuoi genitori per prendere queste decisioni, fallo tu per te stesso. Ricorda, crea tu il tuo destino e nessun altro. La vita si vive solo una volta, e non è il caso di sprecarla impressionando le persone facendo ciò che non vuoi. Rompi quelle catene che ti hanno chiuso, le aspettative e le realtà che ti hanno nutrito fin'ora è tutta un'illusione. Crea la tua realtà in base a come vuoi che sia. Trasformala in qualcosa che si adatti al tuo stile di vita, ai tuoi talenti e alle tue abilità. Finché non calpesti i piedi al tuo prossimo, la tua coscienza è tranquilla, sei libero di perseguire ciò che vuoi ogni volta che lo desideri.

Quando desideriamo ottenere grandi cose nella vita, torniamo sempre a rivalutarci e a determinare gli approcci che dobbiamo adottare per ottenere ciò che vogliamo. Se rimani in una posizione negativa, le tue emozioni e azioni saranno direttamente influenzate. La tua mente potrebbe iniziare a inviare impulsi di cui non hai più il controllo. Ciò potrebbe influire negativamente sui tuoi aspetti sociali, emotivi, psicologici e fisici.

Se la nostra mente è riprogrammata per pensare in modo ottimistico, è una chiara prova che saremo in grado di fare cose più grandi. Si tratta di credere in noi stessi e di superare le sfide che affrontiamo. Come disse Marco Aurelio, "La felicità della tua vita dipende dalla qualità dei tuoi pensieri". Pertanto, dobbiamo riprogrammare i nostri pensieri in modo ottimistico per ottenere la soddisfazione e la contentezza che desideriamo avere.

Definizione degli obiettivi tramite la PNL

Tutti parlano di stabilire obiettivi per un futuro più luminoso. Possa essere a breve o lungo termine. Tuttavia, il viaggio verso la realizzazione dei nostri obiettivi potrebbe non essere qualcosa di così facile da raggiungere. Durante il processo, a volte trascuriamo le cose e finiamo per essere cattivi. Per alcuni, potrebbe essere difficile riprendersi mentre altri stanno lottando per superare l'attuale crisi che stanno affrontando. Ma come si può stabilire un obiettivo e realizzarlo nonostante le molte prove che si possono incontrare?

Gli obiettivi sono uno dei più grandi motivatori della vita che ci aiutano a comprendere il nostro stato attuale e a concentrarci sul perseguimento di ciò che la nostra mente e il nostro cuore desiderano. Pochissimi di noi vivono la vita che vogliono. Mentre alcuni sono nati più fortunati e altri meno, non vi è invece alcuna discriminazione su chi può sognare qualcosa. Tuttavia, c'è qualcos'altro che sarebbe bello fare, cioè mirare e voler acquisire qualcosa di più grande, magari riprogrammando la nostra mente. Forse ti starai chiedendo perché a ogni nuovo anno, la maggior parte di noi tende a voler cambiare le cattive abitudini dell'anno precedente. Perché col nuovo anno, vengono stabiliti degli obiettivi. Purtroppo, la realtà è che solo l'8% riesce a realizzarli. Si dice che siano quelli di successo nella vita.

Nella PNL, l'acronimo S.M.A.R.T ti aiuterà a definire ciò che vuoi veramente. Questo acronimo significa specifico, misurabile, realizzabile, realistico e tempestivo. La PNL introduce il concetto di utilizzare un processo di esito "ben formato", un processo che rende i tuoi obiettivi S.M.A.R.T ancora più intelligenti. Il sistema S.M.A.R.T ha dimostrato di aiutare le persone a raggiungere i propri obiettivi. È, infatti, una forte evidenza di come affrontiamo le sfide della vita e di come possiamo concentrarci per raggiungere gli obiettivi. La programmazione neurolinguistica, tuttavia, darà una spinta in più aggiungendo informazioni sensoriali specifiche che aiuteranno a trasformare il tuo comportamento in tale obiettivo.

Per superare i problemi e raggiungere l'eccellenza, la PNL ci aiuta a cambiare il nostro modo di pensare, comportarci e comunicare con noi stessi e con gli altri. Questo ci consente di creare e ricreare la nostra vita come la vogliamo. Ciò fornisce anche un rapporto su come le persone pensano e agiscono per consentire di influenzare gli altri. Per vedere quanto sei disposto a soffermarti a fissare obiettivi e vuoi raggiungerli, dovrai rispondere a una serie di domande che ti permetteranno di capire di più sulla tua ragione. Supponi che il risultato desiderato sia ottenere un lavoro ben remunerato, puoi porti domande per capire se l'obiettivo è ciò che realmente desideri. L'obiettivo dichiarato è per te positivo? È sotto il tuo controllo? E' raggiungibile? E' in linea con quello che vuoi fare? Queste sono solo alcune delle domande che potrebbero illuminarti.

Devi sapere qual è il risultato desiderato perché la tua attenzione deve essere rivolta in quella direzione affinché tu possa raggiungerlo. Devi specificare ciò che vuoi davvero, ad esempio "Voglio perdere 20kg", che è più chiaro e più specifico del dire "Voglio perdere peso". Questo approccio è costituito da "S" nel sistema S.M.A.R.T che significa SPECIFIC. Non fissare un obiettivo troppo generale perché potrebbe causare alcuni inconvenienti. Per fissare un obiettivo specifico, le tue domande devono essere del tipo Chi, Cosa, Dove, Quando, Quale e Perché. Avere obiettivi specifici e obiettivi in forma positiva ti aiuterà ad essere più motivato. In questo caso, la tua mente è programmata per voler ingrassare piuttosto che perdere peso. Pertanto, è importante averlo chiaro in mente in modo positivo.

Il prossimo approccio dell'impostazione degli obiettivi è rispondere se è sotto il tuo controllo? Questo definisce la M in S.M.A.R.T che è MISURABILE. Gli obiettivi prefissati devono essere realistici e non al di fuori del tuo controllo. Ad esempio, se si desidera disporre immediatamente di uno stipendio elevato, la scelta sarà quella di cercare lavoro come agente nel settore BPO. D'altra parte, vuoi anche lavorare al tuo corso di ingegneria, ma lo stipendio non è nelle tue aspettative. Come vedi, sei confuso se seguire ciò che il tuo cuore desidera o pensare solo alla praticità. L'obiettivo di avere uno stipendio alto è nelle tue mani e nel tuo controllo. Pensare a "Voglio un salario alto" non è un obiettivo negativo, ma uno migliore potrebbe essere più specifico. A quanto può arrivare il tuo stipendio? Come ottenere il tuo stipendio previsto lavorando ancora con la tua passione? Queste sono alcune delle domande che devi identificare per vedere se il tuo obiettivo è misurabile.

Il prossimo da ricordare è se l'obiettivo è REALIZZABILE. Innanzitutto, identifichi gli obiettivi che sono più significativi per te. Successivamente, cerchi metodi su come farlo diventare realtà. Quindi sviluppare le competenze, l'atteggiamento e la capacità finanziaria per raggiungerli. Un obiettivo è raggiungibile dopo aver tracciato chiaramente i passaggi su come realizzarlo e quali sono i metodi che seguirai per realizzarlo.

Un altro aspetto da considerare per stabilire un obiettivo è essere REALISTICI. Per realizzarlo, devi stabilire in modo obiettivo che sei disposto e in grado di lavorarci. È la tua scelta su quanto dovrebbe essere alto il tuo obiettivo. Devi solo assicurarti che l'impostazione rappresenti progressi sostanziali. Stabilire obiettivi ambiziosi aiuterà a raggiungerli, ma solo se esiste una forte forza motivazionale che ci spinge a fare quanto necessario. Quando stabilisci obiettivi elevati, assicurati solo che sia qualcosa che puoi realizzare e credi di essere disposto a lavorare per questo.

L'ultimo approccio di S.M.A.R.T è essere TEMPESTIVO. L'impostazione di un obiettivo deve avere un determinato periodo di tempo. Se non ce n'è nessuno, il senso di urgenza non si innescherà quando si lavorerà sull'obiettivo prefissato. Se vuoi perdere 20kg, allora entro quanto tempo pensi di perderlo? Rispondere "entro un giorno" non ti aiuterà. Tuttavia, se ti concedi il giusto tempo, tipo entro 3 mesi, metterai in moto la tua mente inconscia per iniziare a lavorare sul tuo obiettivo ed essere in grado di raggiungerlo in modo tempestivo.

Con la Programmazione Neuro-Linguistica, combinata con la definizione degli obiettivi di S.M.A.R.T, puoi programmare la tua mente per concentrarti inarrestabilmente sul raggiungimento dei tuoi obiettivi. Sebbene durante il periodo di elaborazione, potrebbe non essere facile a causa di circostanze impreviste che potrebbero verificarsi. Se non vuoi che si creino emozioni negative a causa dei piani che non si riescono a seguire, non allontanarti da ciò che hai impostato. Invece, lascia che la tua mente sia programmata sul fatto che le cose che accadono, sono lì per metterti alla prova e che sei un combattente per affrontarle con coraggio. Realizzare i tuoi obiettivi non è una cosa facile da fare perché si tratta sempre di "stare sul pezzo". La disponibilità a perseguire il raggiungimento dei tuoi obiettivi conta di più. Dipende sempre da te su come lo affronterai. Assicurati solo che durante il processo per raggiungere i tuoi obiettivi, lo fai con determinazione e passione, non per motivi di conformità. Il frutto del tuo lavoro è molto più apprezzato se c'è una volontà che viene da te. I tuoi sforzi verranno ripagati quando arriverà il momento giusto e, una volta raggiunti gli obiettivi desiderati, sentirai soddisfazione e felicità su te stesso e sulle cose che hai nella vita.

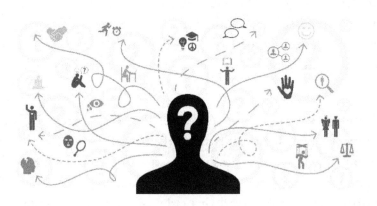

"Libri, insegnanti, genitori, la società intorno a noi, tutti ci dicono cosa pensare, ma non come pensare."

Bruce Lee

Conclusioni

Q uando impari a comunicare, puoi letteralmente governare il mondo. Non ci sono risate malvagie in sottofondo, è un tipo completamente diverso di "dominio del mondo".

È il tipo che ti permette di governare, prima di tutto, sul tuo regno dei pensieri. Ti permette di prendere il controllo su chi sei e su chi sei proiettato fuori nel mondo. Ti permette di essere più in sintonia con te stesso e più in sintonia con tutti gli altri intorno a te.

Nel corso della storia, le parole hanno preso il controllo dei mondi più di una volta. Purtroppo, il più delle volte, erano i malvagi che avevano le parole migliori. Non entreremo in un dibattito politico qui, né vogliamo stancarti, ma per un breve secondo nel tempo e nello spazio, immagina tutto il potere dei sovrani del 20° secolo scatenati verso il miglioramento dell'umanità.

E immagina di poter far parte del macchinario che lo mette in azione. Puoi effettivamente essere il cambiamento che vuoi vedere nel mondo. In realtà puoi essere una persona che capisce le persone, che può entrare in empatia con loro, che può manipolarle non in senso negativo, ma nel senso di aiutarle a trovare la propria strada.

Questo è tutto ciò che riguarda la programmazione neurolinguistica. Forse non una coincidenza, la PNL è nata sulla scia del mondo post-Seconda Guerra Mondiale, un mondo che era stato lacerato da uomini che conoscevano il potere delle parole e cosa possono fare quando le masse sono esercitate in una direzione o nell'altra.

Il modo in cui usi la tua lingua è importante, proprio perché la lingua è l'essenza stessa di ciò che sei come essere umano. A differenza dei computer, non vedi solo zero e uno. Pensi sempre alle parole. Ogni immagine che hai nella tua testa ha una serie di suoni strettamente correlati o, in alcuni casi, una serie di simboli linguistici che associ ad essa. Questo è il modo in cui siamo collegati e quando impari a collegare e sciogliere veramente gli schemi che il tuo cervello ha creato da solo, puoi prendere il controllo.

Puoi prendere il controllo della tua vita. Di te stesso. Delle tue emozioni negative. Di ogni singola piccola azione che potresti aver fatto inconsciamente. Di tutto quello che vuoi ottenere nella tua vita.

Non vogliamo prometterti la luna e poi deluderti. Vogliamo che tu sperimenti il cambiamento che la PNL può portare nella tua vita sulla tua pelle. Spero che questo libro ti abbia fornito gli strumenti per creare la mappa mentale della PNL che desideri nella tua vita e gli strumenti per aiutarti a creare ponti di comunicazione che alla fine ti porteranno ogni singola cosa che desideri.

La PNL si attesta al confine tra scienza e arte. Gioca con il linguaggio, ma attinge a prerequisiti profondamente scientifici. Usa la strategia, ma richiede un'azione che viene dal cuore prima di tutto. Dipinge la mappa del mondo del tuo cervello, ma lo fa usando la selezione dei colori basata sui dati.

Prendilo, abbraccialo, trasformalo nella tua vita e crea il futuro che meriti. Ti aspetta tanto oltre l'orizzonte, devi solo osare per raggiungerlo e creare il ponte che ti porterà lì!

Il segreto del Carisma

~

Migliora le capacità di dialogo e riduci l'ansia
sociale.
Impara ad usare la comunicazione carismatica
per sviluppare sicurezza, persuasione e avere
influenza sulle persone.

Ted Goleman

Introduzione

C i sono solo alcune persone che possono affascinare chiunque, ovunque, senza esercitare molto sforzo. Non importa quale sia il loro aspetto o se guadagnano molti soldi, queste persone possono essere al centro di tutta l'attenzione quando entrano in una stanza. In questo scenario, incontrerai alcune persone che sembrano sempre essere molto fortunate. La vita sembra essere sempre facile per loro: conoscono le persone giuste, hanno la possibilità di ottenere le migliori esperienze, promuoverle rapidamente, migliorare la salute e così via. Il fatto è che a volte non se lo meritano nemmeno! Potresti sentire che la vita è semplicemente ingiusta, quindi perché persone come queste che sono fortunate vivono momenti significativi che cambiano la vita? D'altra parte, lottate ancora con le finanze, la salute, i problemi nel lavoro e nella vostra vita personale. Che cosa hanno davvero che tu non hai?

Carisma, sicuramente: è una sorta di appello che attira adorazione e fiducia. È simile a fortuna, status sociale, bellezza... è un modo per aprire molte opportunità nella vita. Ma rispetto a queste qualità, chiunque può migliorare il proprio carisma. Potrebbe essere più difficile guadagnare lo status sociale o la fortuna che diventare carismatici.

Ora che sai cosa significa essere carismatici, non vuoi esserlo? Se lo vuoi, devi sapere cosa fa una persona carismatica. Ci sono alcune qualità che sono uniche per una persona carismatica, quindi perché non provare a praticare queste cose? In questo libro verranno discusse alcune delle principali qualità che hanno le persone carismatiche, quindi prendi la penna e inizia a prendere appunti!

Prova a prendere subito uno specchio e fai questa cosa! Guarda come i tuoi occhi percepiscono i tuoi pensieri. Sono come libri aperti che danno vita ai tuoi pensieri? Se è così, hai due scelte: puoi provare a nascondere i tuoi pensieri facendo un po' di strabismo o simile, oppure puoi semplicemente purificare i tuoi pensieri. Ricorda che il contatto visivo è importante. Quando una persona ti parla, può capire e identificarsi meglio con te se i tuoi occhi sono in contatto con i suoi. Alcune persone dicono che i gli occhi sono la chiave dell'anima, dopo tutto. Quindi, prova a praticare uno sguardo sincero o fiducioso, così come vuoi essere percepito!

Per quanto possa sembrare semplice, avere la fiducia in sé stessi che si desidera può essere una cosa piuttosto difficile, soprattutto se si hanno problemi di insicurezza. E, ovviamente, non puoi essere carismatico se non credi in te stesso. Quindi, esercitati con fiducia, puoi provare a fare del tuo meglio. Innanzitutto, devi conoscere te stesso, accettare chi sei e amare te stesso nonostante i tuoi difetti. Prova a vedere anche il lato positivo delle cose. Sii chi sei e metti da parte i tuoi problemi per un momento o due. Ricorda che alla fine, tutto andrà bene.

Capitolo 1. Che cos'è il carisma e chi è la persona carismatica

Q uando senti il termine "carisma", senti istintivamente che è una cosa positiva. Tradotto vagamente, carisma significa magnetismo e magnetismo è una cosa positiva, giusto? Bene, non sempre. Questo magnetismo, questo carisma non è sempre una cosa positiva.

Hitler per esempio, era noto per essere un leader carismatico, così erano la maggior parte dei dittatori nel corso della storia. Queste persone hanno raggiunto posizioni di comando e di potere grazie al loro carisma. Il loro carisma era usato per radunare i seguaci e realizzare la propria visione personale, che non era sempre positiva.

Possiamo tranquillamente dire che il carisma è una caratteristica intrinseca dei leader. È il risultato di eccezionali capacità interpersonali e di un'eccellente comunicazione. Non sorprende quindi scoprire che quasi tutte le persone famose e di successo sono carismatiche.

Miti sul Carisma

Come per ogni argomento di interesse, anche il carisma ha una serie di miti che spesso interferiscono con la verità. È importante che tu sappia la verità prima di decidere se puoi essere una persona carismatica o meno.

Mito N°1: Il carisma è un talento innato

Mentre è vero che ci sono persone che sono naturalmente carismatiche, è necessario notare che questa è una qualità che può essere coltivata da chiunque. Ha bisogno di un po' di pratica e a volte di disapprendimento, ma è possibile imparare questa abilità ed eccellere anche in essa. Puoi imparare ad essere carismatico, tutto ciò di cui hai bisogno è pazienza e pratica.

Mito N°2: Timidezza e carisma non si mescolano

È opinione comune che una persona timida non possa essere carismatica. Niente può essere più lontano dalla verità. Il carisma riguarda più il linguaggio del corpo che la parola. Anche se le parole contano anche, è il linguaggio del corpo che dice "Vai avanti, sono interessato a quello che stai dicendo", e questo è generalmente ciò che tutte le persone carismatiche trasmettono inavvertitamente. È sorprendente osservare quante persone carismatiche sono anche abbastanza timide nella loro cerchia di amicizie e fuori. Ciò che gli manca di "audacia", è compensato dalla cura sincera delle persone con cui interagiscono, lavorano e/o conoscono. La genuinità e la conseguente connessione, compensa la "timidezza".

Mito N°3: L'audacia è una qualità importante nelle persone carismatiche

Si ritiene che per essere davvero carismatico, devi essere audace. Non necessariamente. Una persona carismatica è guidata dai suoi sogni e quando la visione è chiara, si mette molta passione nel lavoro. La passione è talvolta fraintesa come audacia, ma tutto è convinzione e fiducia in se stessi. Tutte le persone carismatiche sono appassionate nei loro sforzi. Se a volte, le loro azioni si rivelano "audaci", è perché credono fermamente che ciò che fanno e dicono li sta portando al raggiungimento dei loro obiettivi... e normalmente hanno ragione.

Mito N°4: Una persona carismatica non fa nemici

Di tutti i miti, questo potrebbe facilmente essere il più popolare perché è più facile da credere. Chi può odiare una persona con una personalità così magnetica e tratti amabili? Sarai sorpreso di sapere che le persone carismatiche attirano l'invidia e la gelosia. L'importante è che la persona carismatica di solito si alzi al di sopra della malevolenza ovunque la incontrino, con il loro straordinario fascino ed empatia. "Empatia" è una qualità chiave della persona carismatica, può facilmente andare "dall'altra parte" e vedere "l'altro punto di vista" molto chiaramente. Una volta capito da dove proviene l'energia negativa, è facile neutralizzarla, ancora di più quando le persone carismatiche sono sinceramente interessate a raggiungere le persone e ad aiutarle in ogni modo possibile.

Mito N°5: Tutte le persone carismatiche sono leader e personaggi famosi

Mentre è vero che le persone carismatiche si elevano davvero più rapidamente rispetto alle loro controparti non carismatiche, non è vero che TUTTE le persone carismatiche sono leader e/o personaggi famosi. Alcuni vivono una vita abbastanza ordinaria. Tuttavia, una cosa che piace a tutti i carismatici è la popolarità. Sono popolari ovunque vadano e rubano lo spettacolo ovunque vadano. Le persone si sentono naturalmente attratte da loro e vogliono trascorrere più tempo possibile con loro. Un altro tratto che la maggior parte delle persone carismatiche ha, è la capacità di riuscire a far seguire il loro punto di vista. Questo è un talento che spesso li mette nella posizione di un leader, ma non tutti preferiscono esserlo.

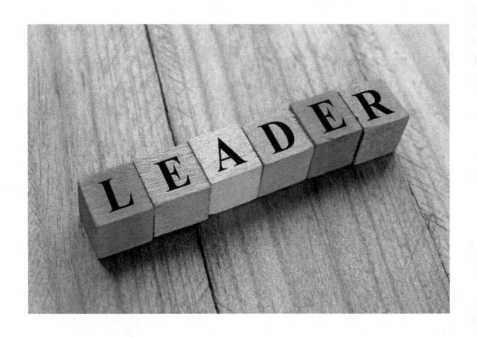

"Un leader sa che i limiti di oggi saranno le grandi risorse di domani."

Oronzo Liantonio

Capitolo 2. Ridurre l'ansia sociale

P rima di soffermarci su cosa sia l'ansia sociale, daremo in primo luogo il significato dell'ansia. L'ansia, è la paura che si prova di una determinata attività o evento. Allora cos'è l'ansia sociale? L'ansia sociale è quindi la paura di interagire con altre persone nella società. Si chiama anche fobia sociale. La fobia è l'altro nome per definire la paura.

Ci sono così tante cause di ansia sociale che ne citeremo alcune per farti capire come si manifesta questo tipo di ansia. La prima causa è che potrebbe emergere dagli abusi. Ciò può derivare da abusi emotivi, fisici e sessuali. Potrebbe non importare a che età succede, ma se si subisce un abuso, si tende a chiudersi fuori dal mondo. Vivono anche nella paura delle altre persone, per questo motivo li evitano e a lungo andare, diventano solitari. Sono per lo più soli e tristi per la maggior parte del loro tempo.

Un'altra causa è che uno potrebbe aver subito bullismo. Di solito fatto a qualcuno da persone che hanno la stessa età della vittima. Questo influenza la persona fisicamente, mentalmente e psicologicamente. Il bullismo fa cicatrici a vita e questo è molto doloroso. Il loro meccanismo di coping (*in psicologia il termine* **coping**, *termine inglese traducibile con "strategia di adattamento", indica l'insieme dei meccanismi psicologici adattativi messi in atto da un individuo per fronteggiare problemi emotivi ed interpersonali, allo scopo di gestire, ridurre o tollerare lo stress ed il conflitto*) è solo per evitare altre

117

persone. Queste persone devono sottoporsi a terapia. Questa è una causa che colpisce principalmente gli studenti.

Un'altra è quella della perdita di un genitore o qualcuno vicino a loro. Questa è la cosa più difficile che si possa subire. Colpisce in tanti modi. Tendono ad andare in un metaforico angolo buio. Non capiscono cosa stanno provando o realmente attraversando. Di solito sono situazioni molto difficili e si può decidere di allontanare le persone. Pensano che staranno meglio da soli che con gli altri al loro fianco. Questa è una delle principali cause della fobia sociale.

Un'altra causa sono i conflitti o la violenza in famiglia. Quando qualcuno fa parte di una famiglia che non prospera in modo armonioso, tende a mantenere le distanze dalle persone. Dal momento che uno trascorre la maggior parte del tempo da bambino con la propria famiglia, tendono a credere che le persone siano come la loro famiglia in termini di comportamento. Se la propria famiglia è violenta e instabile, questo è quello che penseranno per il mondo intero. Questo, quindi, li porta a stare lontano dagli altri a causa della paura che hanno.

Un'ultima causa è la reazione che una donna potrebbe avere dopo il parto. Le donne hanno reazioni diverse dopo il parto, questo perché sono molto diverse. Alcune donne sono felici e si accettano facilmente per quello che sono diventate. Ciò include anche i cambiamenti del corpo dopo la nascita. C'è invece un altro gruppo di donne che rispondono davvero negativamente dopo il parto. Odiano i loro corpi e trovano difficile accettarsi. Quindi evitano le persone poiché si vergognano dei loro corpi, perchè non sono più perfetti. Ciò costituisce una causa importante per l'attuale generazione.

L'ansia sociale accade ogni giorno. Succede alla maggior parte delle persone e di solito non sanno come gestirla. La cosa principale che le vittime dovrebbero usare è la terapia. Dovrebbero usare la terapia psicologica a proprio vantaggio affinché diventino normali come le altre persone.

Riprogramma la tua mentalità

Le persone spesso si chiedono che cos'è veramente la mentalità. La mentalità di una persona è il modo in cui si prendono determinate informazioni o attività nella mente, in modo positivo o negativo. Quello che qualcuno pensa è molto importante. Se qualcuno pensa positivamente o negativamente a qualcosa, fa la differenza totale. Sono i pensieri che determinano il tuo successo o i tuoi fallimenti. Sono aspetti molto importanti che la maggior parte delle persone tende a ignorare non sapendo quanto influenzano la propria vita. Sono integrati ma possono essere facilmente cambiati anche dalla persona stessa.

La prima cosa da fare è lasciare ciò a cui si è abituati. Bisogna abbandonare la zona di confort. Bisognerebbe essere aperti a provare cose nuove nella vita. Non bisogna aver paura di fare un passo grande. Ciò significa fare un passo positivo verso una cosa nuova e poi vedere cosa verrà dopo. Più ti immergi in nuove cose in modo positivo, migliori

119

saranno i risultati che emergono alla fine. Questo è un passo molto importante da fare.

L'altra cosa è trovare persone che sono proprio come te. Ciò significa trovare persone che hanno la tua stessa mentalità. Cioè persone che condividono i tuoi obiettivi e aspirazioni. Sono persone che vedono la vita come te e la godono come te. Ti danno consigli e restano al tuo fianco, qualunque cosa possa capitare. La loro prospettiva sulla vita è abbastanza simile alla tua.

Un'altra cosa da fare è cambiare le proprie abitudini per adattarle alla nuova mentalità. È giusto che una volta che si pensa di cambiare, bisogna essere pronti a fare un cambiamento completo. Questo è in realtà un grande passo che si deve fare. Ciò consente a qualcuno di cambiare le proprie idee e il modo in cui le eseguono. Alla fine, si diventa una nuova persona, con una nuova mentalità e un nuovo comportamento. Questo dovrebbe essere fatto, se si vuole davvero mantenere la mentalità appena raggiunta, quindi è molto importante.

È bene sapere che la mentalità è la cosa che ti permette di essere fiducioso e fare cose nuove. Quando si ha una grande mentalità, anche la fiducia è grande. Ciò significa che uno può fare qualsiasi cosa e si può ottenere qualsiasi cosa. Si può provare a fare cose che non si pensava di poter fare, ma tutto dipende dalla mentalità. C'è molto di più da dire sulla mentalità e nel modo in cui funzionano gli esseri umani, ma qui si stanno dando solo pochi suggerimenti.

Pratica Assertività

L'assertività è l'arte di far valere le proprie opinioni. Si tratta di credere in te stesso indipendentemente dalla situazione. Bisognerebbe non cambiare opinione anche se si rimane soli e la pressione esercitata in quel momento è notevole. Esistono molti modi per aumentare la tua assertività. Ne discuteremo alcuni per fungere da guida da utilizzare.

Il primo modo è di non permettere a nessuno di influenzare le tue opinioni. Questo è quando tu e altri state discutendo con opinioni diverse, è importante ascoltare le altrui opinioni, ma non bisogna cambiare la propria.

La prossima è essere un buon ascoltatore. Anche se stiamo dicendo che uno non dovrebbe essere influenzato, è importante ascoltare gli altri. Le opinioni degli altri contano in ogni momento. Tutto quello che devi fare è sederti e ascoltare le loro idee e prima che tu te ne accorga, lui o lei ti ascolterà. È traffico a doppio senso.

L'ultima cosa è evitare di sentirsi colpevoli. Il senso di colpa può portarti a non fare ciò che vuoi veramente. Il senso di colpa può far dimenticare le proprie decisioni. Questo, in fondo, è qualcosa che si può facilmente evitare dopo tutto. Si dovrebbe essere orgogliosi di ciò che si decide e che si vuole provare a fare. Bisogna pensare che le nostre opinioni sono valide e giuste. Non si può semplicemente piacere a tutti. Più uno capisce questo concetto, più diventa facile essere assertivi.

Tutti gli aspetti sopra mostrano come si può essere più socievoli con gli altri. Socializzare non è così difficile ma impariamo cose nuove ogni giorno. Queste nuove cose aiutano a confrontarsi con nuove persone. È bello sapere come trattare le persone ogni volta. Più leggi e più vedi come le abilità sociali sono facili. Tutti gli aspetti funzionano in modo diverso. Ciò significa che funzionano tutti separatamente. La mentalità, l'assertività e altro, lavorano per migliorare le abilità delle persone.

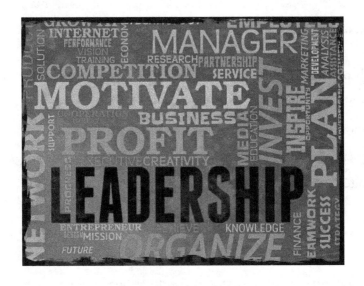

"Si è bravi a gestire quando si è bravi ad ascoltare."

Michele Apruzzese

Capitolo 3. Come comunicare in modo efficace

O ra che hai finito con le basi, è tempo che tu impari alcuni principi e tecniche più specifiche per renderti un comunicatore efficace. Ormai, dovresti aver capito che quando parli con qualcuno di persona, non sono solo le tue parole che contano, ma la tua posizione, il tuo tono, i tuoi gesti e il tuo volume. Inoltre, dovresti essere pienamente consapevole del processo di comunicazione e capire quanto sia importante la comunicazione.

Cose da evitare nel comunicare con gli altri

Queste sono le cose che dovresti evitare se vuoi essere bravo a comunicare con gli altri. Quando qualcuno sta cercando di parlarti, vorrai ricevere chiaramente il messaggio per evitare confusione, inoltre, vorresti che l'altra persona si sentisse a suo agio a parlarti. Le cose che sto per darti sono le cose che dovresti evitare di fare quando qualcuno sta cercando di parlarti perché fungono da barriere comunicative che potrebbero mettere a disagio le persone mentre parlano con te, oppure potrebbero essere confuse o addirittura potrebbero far volere smettere di parlare con te del tutto.

Non dare la tua completa attenzione

Ricordi che uno degli elementi del carisma è l'empatia? Devi mostrare all'altra persona che hai capito. Devi anche proiettare calore, nel senso che devi far sentire loro che ti importa di loro. Bene, se non stai prestando attenzione all'altra persona mentre parlano, allora come puoi dimostrare di capirli? Pensaci, sono sicuro che hai provato a parlare con qualcuno che sembrava essere impegnato a fare qualcos'altro. Come ti sei sentito? Pensavi che avesse capito appieno quello che stavi dicendo o avevi dubbi sul fatto che ti capisse?

Quindi, quando parli con qualcuno o quando qualcuno ti parla, lascia tutto ciò che stai facendo se puoi, e presta tutta la tua attenzione. Non far sembrare che non sei interessato a ciò che l'altra persona sta cercando di dirti perché è una di quelle cose che fa davvero pensare male. Inoltre, c'è molta probabilità che potresti non ricevere il messaggio completo se non stai prestando la massima attenzione alla persona che sta cercando di dirti qualcosa.

Respingere le preoccupazioni dell'altra persona

Quando qualcuno sta cercando di dirti qualcosa, non solo devi dare loro tutta la tua attenzione, ma devi anche tenere a mente l'empatia. Devi cercare di capire cosa stanno cercando di dirti nel giusto contesto e devi cercare di capire cosa provano per quello che ti stanno raccontando. Non solo, ma devi lasciargli finire il pensiero che stavano cercando di esprimere senza cercare di scartare le loro emozioni o preoccupazioni.

Non cercare di interromperli mentre parlano perché è un modo sicuro per mostrare la tua mancanza di ascolto. Inoltre, non cercare di cambiare argomento per evitare di parlare di qualcosa, e non provare a dire loro che le loro preoccupazioni non sono importanti. Ognuno di noi apprezza cose diverse. Ciò che è importante per te potrebbe non essere importante per un'altra persona e ciò che è importante per un'altra persona potrebbe non essere importante per te. Ma devi imparare l'empatia.

Mettiti nei panni di quell'altra persona, e se davvero non riesci a capire la loro preoccupazione, puoi chiedere chiarimenti, o almeno essere abbastanza educato da permettergli di finire quello che stanno dicendo. Non dovresti minimizzare le preoccupazioni di qualcuno e fargli sentire che quello che stanno cercando di dire non è importante. Potrebbe non essere importante per te, ma è certamente importante per l'altra persona, se si stanno sforzando di parlartene.

Giudicare

Un'altra cosa che può davvero interrompere la comunicazione è quando giudichi e critichi le persone, specialmente quando lo fai mentre parlano. Come detto in precedenza, anche se ciò di cui qualcuno parla non ti sembra importante, non significa che non sia importante per l'altra persona. Bisogna ricordare che ognuno di noi ha diversi livelli di conoscenza e comprensione. Quando giudichi basandoti solo sui tuoi pregiudizi, potresti finire per offendere l'altra persona.

Hai mai parlato con qualcuno che sembra avere una forte opinione su tutto? Non è seccante parlare con loro dopo un po'? E cosa ne pensi, quando si parla con qualcuno che sembra farti sentire come se stessi facendo qualcosa di sbagliato e che l'unico modo per fare le cose nel modo giusto è farlo a modo loro? La stessa cosa fastidiosa, vero?

Allora, cosa fai alla fine? Smetti di parlare con loro, o quando parli con loro, provi a tralasciare alcuni dettagli importanti perché non vuoi che giudichino e ti dicano di nuovo quanto ti sbagli. Se trovi fastidioso parlare con qualcuno del genere, allora dovresti evitare di essere così quando qualcuno ti parla perché alla fine nessuno vorrà dirti nulla di importante.

Dare consigli non richiesti

Siamo diretti qui, nessuno vuole sentirsi dire cosa fare o come vivere la propria vita, e non importa chi stia cercando di dirtelo. Dare consigli non richiesti può anche essere offensivo per qualcuno che sta solo cercando di sfogarsi. A volte, le persone vogliono solo essere ascoltate e dare consigli non richiesti può essere preso come un giudizio passivo.

Dare consigli non richiesti può anche risultare irrispettoso. Quando qualcuno sta cercando di parlarti e raccontarti i suoi problemi, non dovresti dare consigli quando non ti viene chiesto. Come già detto, le persone a volte vogliono solo essere ascoltate, e di solito vogliono affrontare i propri problemi e non avere qualcuno che si intromette e provare a dire loro cosa dovrebbero fare.

Essere tecnici

Essere troppo tecnici quando parli con qualcuno dei tuoi interessi è un buon modo per perdere il loro interesse o per renderli davvero confusi. Se sei un chirurgo che parla con altri chirurghi, allora va bene usare termini medici, ma se sei un chirurgo che parla con una persona senza conoscenze mediche, potresti finire per confondere quella persona se inizi a parlare come se stessi parlando con un altro chirurgo di un'operazione. Devi mantenere le tue parole semplici e facili da capire per l'altra persona. In questo modo, otterrai ciò che stai cercando di dire loro senza richiedere troppi sforzi.

Cose che un comunicatore efficace dovrebbe sapere

Ora che sai quali cose evitare quando comunichi con altre persone, è tempo che tu sappia le cose che dovresti fare, non solo quando qualcuno ti parla, ma anche quando parli con qualcuno. Competenze comunicative efficaci sono ciò di cui hai bisogno per influenzare le persone e proiettare davvero il tuo carisma, quindi è importante apprendere tutte le tecniche giuste.

Ascolto attivo

La prima, e forse la più importante abilità comunicativa che devi imparare non è in realtà parlare in modo fluido, ma ascoltare. Devi imparare ad ascoltare più di quanto parli se vuoi davvero essere un comunicatore efficace. Devi ascoltare perché è il modo per ottenere informazioni o conoscere ciò di cui hai bisogno per influenzare le persone in modo corretto ed efficace. Quando sei un buon ascoltatore, ti verranno fornite quasi tutte le informazioni necessarie per rendere la conversazione più interessante.

Per essere un buon ascoltatore, devi praticare quello che viene chiamato "ascolto attivo", in cui non stai solo ascoltando ciò che l'altra persona sta dicendo, ma in realtà assorbendo ciò che stanno dicendo e facendo sapere, alla persona che sta parlando, che hai capito. La prima abilità coinvolta nell'ascolto attivo è prestare attenzione. Dovrebbe essere ovvio che dovresti prestare attenzione alla persona che ti parla, e abbiamo già detto in precedenza come non prestare attenzione può essere un ostacolo alla comunicazione. Devi guardare direttamente la persona e il tuo corpo deve essere rivolto nella loro direzione.

Inoltre, non puoi semplicemente essere fisicamente lì. Devi anche essere mentalmente lì, dando attenzione all'altro, devi essere davvero lì, assorbendo ciò che l'altra persona sta cercando di dirti. Devi davvero mostrare loro che stai davvero ascoltando eliminando o minimizzando le distrazioni.

Ad esempio, in questi giorni, è difficile andare in giro senza i nostri smartphone. Le persone sono diventate così attaccate ai loro telefoni che è diventata un'abitudine guardare occasionalmente i loro telefoni anche se non c'è una notifica. Inoltre, quando ascolti attivamente qualcuno, devi mostrare loro una forma di riconoscimento del fatto che stai ricevendo il messaggio che stanno cercando di darti. Devi davvero mostrare loro che stai ascoltando.

Inoltre, devi aprire le tue emozioni e sentire davvero quello che l'altra persona sta cercando di dire e, naturalmente, devi dare la risposta emotiva corretta come un sorriso o una risata quando ciò che stanno cercando di dirti è divertente. Devi anche essere consapevole della tua postura. Ricordi il linguaggio del corpo? Devi mantenere una postura aperta quando ascolti qualcuno, per indicare che sei pronto e che il messaggio è il benvenuto. Inoltre, devi fornire feedback e rispondere in modo appropriato quando necessario.

Ciò significa che se c'è qualcosa che non capisci, lasci che la persona finisca il pensiero che stanno cercando di trasmettere, quindi fai domande per chiarire qualunque cosa tu non capisca o di cui sei confuso. Non far finta di aver capito tutto quando sei davvero confuso perché potresti finire per rispondere nel modo sbagliato perché hai frainteso le cose. E, naturalmente, devi rispondere in modo appropriato. Quando chiedono feedback, devi dare la risposta appropriata. Non puoi semplicemente dire qualcosa di casuale e, soprattutto, devi evitare di dire qualcosa che potrebbe finire per offendere l'altra persona.

Porre domande aperte

Le domande aperte sono il tipo di domande che incoraggiano le persone a continuare a parlare e fornire informazioni. Non sono sicuramente il tipo di domande a cui si può rispondere con un semplice sì o no. Le domande a risposta aperta sono come gli inviti che dai alle persone per parlare di ciò a cui sono interessati. Alla gente piace parlare di sé stessi, e più riesci a far parlare qualcuno di sé, più ti piacciono e più informazioni puoi ottenere da loro.

Quindi, quando qualcuno ti sta parlando, puoi continuare a parlare facendo domande sui dettagli di cui stavano parlando in precedenza. Ad esempio, quando qualcuno parla di come è stato meraviglioso un viaggio all'estero, puoi chiedere loro di dirti i diversi luoghi che hanno visitato. Quindi, puoi continuare con altre domande su ciò che è piaciuto di quei luoghi e cosa hanno fatto. Le domande aperte di solito iniziano con cosa, come o perché e incoraggiano l'altra persona a condividere maggiori dettagli. Ti aiuta anche a capire di più l'altra persona grazie a tutti i dettagli che stanno condividendo.

Usa il silenzio

In che modo il silenzio può migliorare la comunicazione quando dovresti parlare? La risposta a questa domanda è che spesso le persone trovano imbarazzante il silenzio e di solito cercano di trovare qualcosa di cui parlare. Invece di rispondere subito, puoi provare a tacere dopo che qualcuno ha appena detto qualcosa e, di solito, vorranno riempire il silenzio imbarazzante parlando di più. Praticamente, il silenzio, può portare l'altra persona a dover raccontare maggiori dettagli, per riempire l'eventuale silenzio imbarazzante.

Osservare

Se vuoi essere un eccellente comunicatore, devi imparare ad essere molto attento senza essere troppo ovvio. Impara ad osservare le persone anche prima che inizino a parlarti, ma fallo in modo discreto. Guardati intorno, ma non guardare le persone e non guardare dove non dovresti guardare. Inoltre, controlla la situazione e l'umore delle persone nella stanza. Questo dovrebbe darti un indizio su cosa dovresti fare, come dovresti parlare e con quali persone sarebbe interessante parlare.

Inoltre, l'osservazione è importante per vedere di cosa sarebbero interessate le persone con cui stai parlando. Se le incontri per la prima volta, puoi trovare indizi su di loro osservando con chi trascorrono la maggior parte del loro tempo, cosa indossano e qual è il loro comportamento generale. C'è così tanto che puoi imparare solo osservando attentamente e prestando attenzione ai diversi segnali sociali.

Sii aperto e onesto

Una comunicazione efficace riguarda anche la fiducia. Quando dici a qualcuno qualcosa, ti fidi che stanno ascoltando e che capiranno cosa stai cercando di dire loro. Quando qualcuno ti sta dicendo qualcosa, si aspettano la stessa cosa da te. Più ti fidi di qualcuno, più sei disposto a dirgli le tue cose. Ma come puoi incoraggiare qualcuno a fidarsi di te, specialmente quando hai incontrato la persona solo per la prima volta? La risposta è che li incoraggi a fidarsi di te essendo aperti e onesti con te stesso e con la tua conversazione.

Devi essere disposto a dare prima di poterti aspettare di avere qualcosa in cambio, e questo non è solo vero con doni e favori, ma è anche vero con la comunicazione. Devi dare loro le informazioni prima di avere informazioni in cambio. Quello che voglio dire è che devi essere aperto e accogliente qualunque sia la loro opinione e il loro punto di vista, e devi essere onesto con le tue risposte se stanno cercando di farti delle domande.

Non c'è niente di meglio che essere sinceri quando qualcuno ti sta parlando. Li fa sentire a proprio agio nel parlare con te e sarebbero disposti a dirti cose che normalmente non diranno ad altre persone. Inoltre, se stai in guardia o se non sei sincero con le tue risposte, le persone potrebbero non fidarsi di te ed evitare di interagire con te, il che non significa essere un comunicatore efficace.

Rispecchiare

Hai sentito parlare del detto "uccelli della stessa piuma si accalcano insieme", giusto? Bene, questa particolare tecnica consiste nel cercare di far sembrare all'altra persona che sei un uccello della stessa piuma. Fondamentalmente, alla gente piacciono le altre persone che hanno molto in comune con loro. Ecco perché hai molto in comune con i tuoi amici e tutte le altre persone che ti piacciono. Ti senti come se fossero spiriti affini che possono capire come sei come persona. Ti senti come se potessi fidarti di loro perché hai valori condivisi o tratti della personalità. Bene, rispecchiare è una tecnica per mostrare a una persona con cui stai parlando che hai qualcosa in comune. Aiuta molto a stabilire un rapporto e farli sentire a proprio agio nel parlare con te.

Fondamentalmente, rispecchi i loro gesti e il modo in cui parlano. Quando sorridono, sorridi. Quando agitano le braccia, agiti le braccia. Quando parlano in fretta, parli in fretta. Quando parlano piano, tu parli piano. Non devi imitarli esattamente o fare uno sforzo per copiare davvero i loro gesti in quanto sembrerebbe sia imbarazzante che potenzialmente fastidioso. Basta creare una propria versione e non sembrare ovvio, in modo che l'altra persona non noterà che la stai copiando. Se lo fai nel modo giusto, vedrai un enorme miglioramento nelle loro opinioni su di te. Ecco perché un gruppo di amici ride insieme e ha quasi la stessa cadenza nel modo in cui ridono. È perché hanno molte cose in comune. Rispecchiarsi è fondamentalmente il tuo tentativo di cercare di imitare questa sincronizzazione in modo che possano inconsciamente identificarti come uno dei loro amici.

Usa l'umorismo

Quasi a tutti piace ridere. Fai ridere qualcuno e quasi sempre piacerai. È perché allenta la tensione, rilassa e fa divertire. Se hai un buon senso dell'umorismo, non sarai mai noioso nella tua compagnia e puoi dire molte cose, anche non necessariamente positive, sotto una luce migliore. Ovviamente, questo non significa che devi sempre fare battute. Vuoi essere una figura carismatica, non un pagliaccio. Ciò che intendo è che devi sviluppare il tuo senso dell'umorismo in un modo che appaia naturale e appropriato alla situazione. Certo, far ridere la gente e imparare a fare battute su qualsiasi cosa è una vera abilità e farà divertire le persone intorno a te. Ma devi anche tenere a mente che non puoi essere visto come un pagliaccio. Ridi dei tuoi stessi errori, non degli altri. Inoltre, solo perché stai cercando di essere divertente non ti dà una scusa per essere cattivo o dispregiativo. Inoltre non significa che devi fare battute sessuali, quelle sono sempre molto rischiose e dovrebbero essere riservate solo agli amici più cari, in un ambiente più privato. Devi mantenerlo il tuo umorismo pulito e appropriato.

Sii generoso con l'approvazione

Quando sei a una festa, tendi a uscire di più con le persone che conosci, che sono come te e che ti approvano, giusto? Allo stesso tempo, cerchi di evitare le persone che non fanno altro che criticarti. Per essere una persona carismatica, devi assicurarti di far sapere alle persone che le approvi. Devi mostrare loro che stai bene con loro e che li accetti così come sono. Non puoi andare in giro e far capire alle persone che non ti piacciono. Invece, devi fargli sentire di essere un tutt'uno con loro, di sostenere ciò che stanno facendo e di credere in loro. Se vuoi sviluppare il tuo carisma, devi imparare ad apprezzare le persone e mostrare loro che lo fai.

Mantenere il contatto visivo

Quando parli con qualcuno di una questione seria e non ti guardano direttamente, senti che ti stanno dando tutta la loro attenzione o finisci per chiederti se ti stanno ascoltando davvero? Quindi, quando ascolti qualcuno, fai in modo di non farti chiedere se stai prestando attenzione a quanto ti stanno dicendo. Devi guardare negli occhi quando parli con loro. Il significato principale di ciò è che mantenendo il contatto visivo, stai dimostrando di prestare loro attenzione. Inoltre, darà loro l'impressione che ciò che stai dicendo sia importante e che tu sia sincero e onesto. Non lasciarti distrarre da altre cose e non lasciare che i tuoi occhi vaghino. Guarda la persona negli occhi.

Usa il loro nome

Alla gente piace il suono dei loro nomi. Ricorda, chiamali col nome che usano se ti dicono come chiamarli, e non con il loro nome legale. Ad esempio, mi presento a te dicendo: "Ciao! Sono Antonio Rossi, chiamami pure Nino". Dovresti usare "Nino" invece di "Antonio" quando ti rivolgi a me. Quindi, quando inizi una conversazione, inserisci i loro nomi nelle parti appropriate della conversazione. Questo ha l'effetto di farli sentire importanti perché hai fatto uno sforzo non solo per memorizzare il loro nome ma anche per chiamarli con il nome con cui si sentono a proprio agio.

Lascia il tuo ego fuori dalla porta

Ci sono alcune persone che vogliono sempre parlare di loro e dei propri successi. Magari ancora non ti conosco bene, e quindi la cosa rischia di essere alquanto fastidiosa. Una persona a cui piace solo parlare di sé stessa può essere molto fastidiosa. Quindi, se stai cercando di essere una persona carismatica, devi imparare a non parlare troppo di te stesso. In effetti, molte persone carismatiche sono molto umili e parlano solo di sé stesse solo quando viene chiesto, e se parlano di sé stesse, di solito è solo per rispondere brevemente alla domanda. Le persone carismatiche non hanno bisogno di parlare di sé stesse, perché lasciano che i loro risultati parlino per loro. Qualcuno a cui piace solo vantarsi e continuare a parlare di sé, proietta l'egoismo e la mancanza di interesse per gli altri.

Un altro aspetto negativo trasmesso dal tuo ego, è quando a qualcuno non piace ammettere di aver sbagliato o di non voler essere corretto. A volte, hai semplicemente sbagliato, e va bene, ma non insistere sull'avere ragione anche quando hai già avuto torto. Inoltre, non "spostare" l'intera conversazione tutta su di te. Ricorda, riconosci le altre persone nella conversazione e lascia che anche loro parlino.

Lascia che l'altra persona finisca

Anche questo fa tecnicamente parte del lasciare il tuo ego fuori dalla porta, ma è qualcosa che deve essere affrontata chiaramente perché è molto importante. Questo perché interrompere qualcuno mentre sta ancora cercando di esprimere il suo punto di vista è molto scortese. Non importa se pensi che sia sbagliato quel che sta dicendo, dovresti almeno farlo finire di parlare, prima di, eventualmente, esprimere la tua opinione. Sono semplicemente buone maniere. Non credo ti piacerebbe essere interrotto mentre stai parlando, giusto? Quindi non interrompere qualcuno nel bel mezzo del pensiero che sta cercando di esprimere. Se hai domande, lascia che finiscano prima di porle. È solo una questione di rispetto. Le migliori conversazioni avvengono quando le parti coinvolte nella conversazione mostrano rispetto reciproco.

Sii positivo

Essere positivi non significa necessariamente essere ottimista. Principalmente, significa che si mantiene la conversazione allegra. Se hai mai avuto una conversazione con qualcuno a cui piace lamentarsi molto e vuole sempre e solo parlare dei propri problemi, allora sai come ci si sente. Se cerchi di essere carismatico, non puoi parlare delle tue lamentele e delle cose negative. Inoltre, devi mantenere la conversazione spensierata e bonaria. Se senti che la conversazione sta prendendo una svolta negativa, devi lavorare per trasformarla in una più positiva. Sii quella persona che parla sempre di cose positive. Trasforma l'umore di tutti in quello positivo essendo te stesso positivo. Non iniziare o non unirti alle lamentele delle persone.

Sii entusiasta

Quando comunichi con le persone, prova a proiettare un'aria di entusiasmo come se fossi felice di incontrarli e che non vedevi l'ora di parlare con loro. Sii il tipo di oratore che fa sentire le persone entusiaste di ciò di cui stai parlando. Fallo rendendo il tuo tono più eccitato e il tuo linguaggio del corpo un po' più animato. È contagioso e farà sentire entusiasti anche gli altri che ti ascoltano. Essere entusiasti ti rende anche una persona che non rischia di essere noiosa. Se hai mai parlato con qualcuno a cui sembra mancare l'energia, saprai che la conversazione può diventare noiosa molto velocemente. Quindi, per evitare di essere noioso e per far andare bene la conversazione e aumentare la tua simpatia, devi mostrare energia ed entusiasmo.

Mettiti al loro livello

Hai mai parlato con qualcuno che tende a dominare e ti guarda con aria preponderante? Come ti sei sentito a parlare o addirittura a stare con quella persona? Scommetto che non è stato divertente. Se la persona sembra parlare da una posizione superiore a te, nasce quella sensazione di disagio. Quindi, per evitare di mettere le persone a disagio quando trattano con te, devi porti al loro livello. Ciò significa che quando parli con qualcuno, devi cercare di non dare l'impressione di avere un'aria di superiorità come se fossi migliore di loro. Per essere chiari, non stiamo dicendo che bisogna dire parolacce o di parlare come una persona maleducata se l'altra persona parla bruscamente e usa parolacce. Quello che stiamo dicendo è che non dovresti sembrare come se fossi sopra di loro e non usare parole e grammatica eccessivamente complicate. Cerca di parlare in modo da usare parole che possano facilmente capire e farli sentire a loro agio.

Capitolo 4. Imparare l'arte dei piccoli discorsi

S e vuoi percorrere il sentiero carismatico, ecco una delle cose che dovresti padroneggiare, ovvero i piccoli discorsi. Una volta che apprendi l'arte dei piccoli discorsi, avviare conversazioni con praticamente chiunque, ovunque tu sia, sarà un gioco da ragazzi. Questa è una delle cose importanti che dovresti sapere, quindi continua a leggere e scopri come dominarla.

Il senso delle chiacchere

Forse ti starai chiedendo quali sono i piccoli discorsi e perché è molto importante conoscerli. La risposta è: i piccoli discorsi sono come porte della tua vita. Chiudi gli occhi per un momento e pensa ai tuoi amici, ai tuoi amici più cari, ai migliori amici o solo ai tuoi conoscenti. Prova a immaginare la prima volta che li hai incontrati. Quando l'hai fatto, è stata una conversazione istantanea, del tipo personale? La risposta è molto probabilmente no. Solitamente inizi con conversazioni semplici e di piccole dimensioni. Il motivo per cui le chiacchiere sono molto importanti è proprio per questo. Ogni relazione inizia con esse.

Sii accessibile

Una delle cose che puoi fare per avere più possibilità di fare due chiacchiere con qualcuno è essere accessibile. Devi essere una persona accessibile, vestirti in modo tale da sembrare amichevole e con cui è facile parlare. Dopotutto, se assomigli a qualcuno che è arrabbiato o infastidito, nessuno vorrebbe provare a parlare con te e avrai facilmente fallito. Scegli il look casual con colori caldi, decora il tuo volto con un bel sorriso, abbastanza grande da far pensare alle persone che sei affascinante, non molto grande da far pensare alle persone che sei strano.

Fai la prima mossa

Per essere una persona carismatica, non devi aspettare che le persone raccolgano il coraggio di parlare con te, non importa quanto tu sia accessibile. Dovresti sempre provare ad essere quello che farà la prima mossa. Quando vedi qualcuno che è solo o vedi un conoscente che sta aspettando l'autobus, prova a iniziare una conversazione. Non ti farà mai male provare, anche se il modo in cui ti avvicini può variare a seconda di chi sia quella persona. Ecco alcuni suggerimenti su come effettuare la prima mossa a seconda del livello della relazione con la persona.

Persone a caso

Per le persone che hai appena incontrato o per le persone che incontrerai in futuro, o per le persone chiaramente casuali, puoi iniziare dicendo "Ciao" e presentarti. In questo modo gli farai pensare che sei qualcuno di cui ci si può fidare. Ora che ti conoscono, non sarai solo un estraneo per loro. Il prossimo passo è provare e iniziare una conversazione per vedere come va.

Conoscenti

Per i conoscenti, sarebbe molto più facile iniziare una conversazione sapendo che tu e quella persona avete qualcosa in comune. Inizia il tuo discorso con questo. Una volta che hai l'umore giusto in corso, puoi provare e cercare un altro argomento per elaborare ulteriormente la tua conversazione.

Amici

Questa è la conversazione più semplice da iniziare tra le tre. Tutto quello che devi fare è parlare con loro come fai di solito e dire loro cose che non hai ancora detto loro. Sono sicuro che la conversazione porterà esattamente dove vuoi tu.

Dai piccoli dettagli agli argomenti costanti

Come inizi i piccoli discorsi e come continui i piccoli discorsi? Ecco alcuni suggerimenti su come farlo.

Condividi le tue esperienze

Quando conosci già i nomi degli altri, puoi iniziare condividendo una delle tue esperienze preferite. Può essere uno dei tuoi momenti imbarazzanti o uno dei migliori momenti della tua vita. Praticamente può essere in qualsiasi momento tu voglia condividere, ma senza voler prevalere nella conversazione.

Trova qualcosa in comune

Per allungare la conversazione, devi trovare qualcosa che ad entrambi piaccia. Puoi iniziare chiedendo degli hobby, o cosa piace fare alla persona con cui stai parlando nel suo tempo libero o cosa gli piace fare di più. Può trattarsi di un film che è stato recentemente proiettato o di una serie che pensi che probabilmente abbia già visto o che sia ancora in corso ma abbastanza interessante. Una volta trovato quell'interesse comune, sarebbe più facile seguire il passaggio successivo.

Costruisci la conversazione

Una volta che hai un argomento in corso, devi sviluppare la conversazione in modo che possa durare più a lungo se lo desideri. Può estendersi anche ad altri argomenti, purché tu faccia le domande giuste.

Conoscere le domande di follow-up (azione supplementare)

Quindi quali sono le domande giuste da porre dopo aver trovato gli interessi comuni? Di che tipo di cose dovresti parlare per sostenere la costruzione della tua conversazione? Inizia a pensare alle tue domande di follow-up man mano che la conversazione si sviluppa.

Chiedi cose rilevanti

Abbastanza semplice, devi solo chiedere cose rilevanti per il tuo argomento o che in qualche modo amplieranno il tuo argomento. Questo passaggio è come aggiungere olio al fuoco, in modo che il fuoco risplenda ancora più intensamente.

Ricorda di lasciare domande aperte

Non porre domande a cui è possibile rispondere facilmente con un sì o un no. Farlo renderebbe le cose noiose. Cerca di porre domande aperte che indurranno la persona con cui stai parlando a dare risposte lunghe, dettagliate e ben spiegate.

I nomi sono qualcosa da ricordare

Questa è una delle cose più importanti durante le conversazioni. Fai del tuo meglio per ricordare il nome della persona con cui stai parlando. È molto doloroso quando qualcuno dimentica chi sei, e se sai esattamente cosa si prova, non farlo accadere con gli altri.

Capitolo 5. Comunicazione carismatica

L a maggior parte delle volte, gli oratori pubblici trovano difficoltà a dimostrare al loro pubblico che hanno quella "fiamma" che li entusiasmerà. Tuttavia, ottenere carisma in pubblico in realtà va oltre l'essere carismatico. Sebbene sia un'abilità apprendibile, richiede molto duro lavoro. È un'aura preziosa e magica.

Praticare il carisma nel parlare in pubblico

Proprio come in molte altre iniziative nella vita, esibire carisma nel parlare in pubblico è qualcosa che ogni appassionato oratore pubblico può imparare. È proprio come quando ti senti a tuo agio con la tua pelle. Ci sono casi in cui le persone non sono felici con la propria pelle, ma certamente possono imparare ad abbracciare sé stessi con fiducia. Questo è lo stesso con il carisma. Ecco i modi in cui una persona può imparare e praticare il carisma nell'arte di parlare:

Il carisma è dominante nella tua zona di comfort

Se pensi che il tuo carisma per parlare in pubblico sia bloccato da qualche parte e ti stai chiedendo dove potrebbe essere, dovresti raggiungere quei luoghi in cui ti senti più a tuo agio. In genere, tutti hanno un luogo in cui si trovano maggiormente in pace. Potrebbe anche essere in mezzo a persone con le quali sentiamo di "fluire" di più. Con queste persone, o in questi luoghi, scopriamo che tutto diventa molto più semplice e persino le parole escono più giuste. Qui c'è molta gioia e risate, e siamo maggiormente riconosciuti da coloro che ci circondano perché sono interessati alle cose che vogliamo dire. Questi sono i luoghi in cui è più facile per noi accedere al nostro carisma interiore.

I fattori più importanti nel carisma per parlare in pubblico sono:

· Sentirsi rilassati

· Presa in carico della situazione

· Fare spazio affinché si manifestino i tuoi tratti unici

Trova la tua spezia peculiare di carisma

Alcune persone hanno una percezione errata del carisma. Questa percezione nasce da una mentalità fissa di cos'è il carisma. Quando si pensa al carisma, le prime cose che probabilmente verranno in mente sono la fiducia, il potere, un sorriso luminoso, una personalità elegante o una persona divertente. Parlando in pubblico, il carisma non è qualcosa che indossi in faccia. Anche se cerchi di indossare il look, se non è il tuo stile, potrebbe non funzionare in modo efficiente per te. Mentre altri possono manifestare carisma sorridendo ed essendo divertenti, forse il tuo è essere intellettuale, lucido, brillante e insolito o qualcosa di completamente diverso da quello a cui le persone sono abituate. Tutto quello che devi fare è scoprire quale spezia di carisma è la tua. Ciò che funziona per te potrebbe non funzionare per altri e viceversa.

Crea una caricatura carismatica e gioca con essa

Una volta che sei stato in grado di capire come sei quando sei al meglio, puoi quindi convocare quella parte di te nella tua vita in pubblico. Il modo migliore per farlo è fare una caricatura carismatica di te stesso analizzando il tuo carisma naturale. Quando lo fai, però, dovresti stare attento a mantenere la tua originalità. Questa caricatura sei tu, ma una versione esagerata di te. Quando ti immagini in piedi su un palco davanti a un pubblico, pensa che stai rappresentando le tue qualità di fronte al tuo pubblico. Con i tuoi attributi e caratteristiche unici, le persone saranno in grado di relazionarsi con ciò di cui sei fatto, e questo ti aiuterà a diventare una versione completa di te stesso. Ti aiuterà anche a riflettere su te stesso nel tuo io naturalmente vibrante. Il pubblico, a sua volta, sarà in grado di ricordarti e anche il tuo messaggio diventerà indimenticabile per loro.

Scopri i tuoi attributi carismatici

Gli oratori carismatici non hanno mai paura di adottare nuovi stili finché il loro pubblico sarà in grado di identificarsi con lo stile. Devi ricordare che alla gente piace sapere cosa incontreranno quando stanno ascoltando un oratore, quindi va bene avere uno stile unico.

Pensa alle cose che il tuo pubblico incontrerà quando ti sentiranno parlare:

· È la tua natura che ti assicura di dire sempre la verità?

· Sei l'oratore vivace che è sempre pieno di vita?

· Sei quel relatore che porta esempi per ogni discorso?

· Sei un oratore vulnerabile che è facilmente penetrabile mentre parli?

· Coinvolgi sempre il pubblico nel tuo discorso?

Qualunque sia la tua qualità, se hai dato al tuo pubblico una cosa su cui possono sempre contare, questo ti farà vedere come uno che ha carisma. Cerca di fare tutto il possibile per rinforzare la positività in te e stare lontano dai sentimenti negativi che formeranno un muro tra te e il tuo pubblico. Ricorda che il dialogo interiore negativo costituisce una grande barriera tra te e il pubblico. Pertanto, sfida quel demone interiore che ti trattiene e conversa con il tuo carisma come se fosse il tuo migliore amico. Quando entri nella stanza, sii te stesso e assicurati di trasudare carisma in ogni modo possibile.

Sii autentico

Il carisma non è qualcosa che può essere simulato. È un attributo che viene dall'interno, una motivazione genuina e positiva. È un insieme importante di credenze che influenzano e guidano le azioni di una persona. Se non sei autentico, ogni sforzo che fai per essere carismatico sarà inutile. Generalmente, le persone carismatiche sono empatiche e mettono al primo posto i bisogni delle altre persone, spingendo a generare relazioni positive con gli altri, quindi per essere carismatico, devi essere veramente appassionato agli altri.

Ottieni intelligenza emotiva

L'intelligenza emotiva è la capacità di una persona di comprendere e tenere traccia delle proprie emozioni e di quelle delle altre persone. Questa comprensione viene utilizzata per tenere traccia del loro personaggio. Una persona che può sviluppare l'intelligenza emotiva lo manifesta attraverso la consapevolezza di sé stesso, può domare o regolare sé stesso e anche costruire abilità sociali di qualità. Una persona emotivamente intelligente è empatica e ha un'innata capacità di motivare e spingere sé stessa. Queste qualità sono qualità inesauribili di un leader o di un buon oratore pubblico e ci si aspetta che una persona carismatica abbia intelligenza emotiva.

Essere concentrato

Ricorda che essere un buon oratore pubblico richiede concentrazione, ma potrebbe essere abbastanza difficile da raggiungere. L'attenzione per una persona carismatica significa che deve chiudere le orecchie alle distrazioni e prestare attenzione ai bisogni del suo pubblico e di tutti quelli che lo circondano. È avendo focus che un oratore può notare quando inizia ad annoiare i suoi ascoltatori, e quindi capire se ha bisogno di scuotere un po' le cose. È rimanendo concentrato che un oratore vede eventuali opportunità, risolve problemi e fa le cose un passo alla volta.

Non si può negare il fatto che il nostro aspetto, il modo in cui parliamo, il modo in cui ci vestiamo e la nostra spinta, è il modo in cui saremo affrontati. Quando parli, assicurati di avere un linguaggio del corpo rilassato. Essere tesi indica tensione. Non dimenticare anche di sorridere. Quando parli, assicurati di usare il potere dinamico della tua voce per far sentire la tua presenza. A seconda di ciò che è accettabile nel tuo settore, devi vestirti secondo i modi socialmente accettabili per un leader ideale.

In genere, un olimpionico impiega molte ore per perfezionare le proprie capacità prima di presentarsi per competere nel D-day, ed è questa pratica che porta gli atleti al loro livello di prestazioni. In questo caso, devi chiederti, perché le persone pensano di poter sfuggire agli investimenti per ottenere nuove competenze di qualità? Tutti i suggerimenti che sono stati menzionati in questa sezione valgono la pena di essere praticati, quindi devi esercitarli costantemente per metterli in pratica. Di conseguenza, diventerai più carismatico nel parlare, oltre che nella leadership.

Qualità di un oratore carismatico

Parlare in pubblico per la maggior parte delle persone può essere terrificante poiché la maggior parte tende a diventare ansiosa al solo pensiero. Se però, hai una profonda volontà di crescita della tua carriera,

149

dovrai concentrarti sul garantire che la tua voce sia ascoltata, e parlare in pubblico è il modo migliore per farlo. Comporta condividere i tuoi pensieri e le tue idee con un buon numero di persone e mantenere la testa alta, anche in mezzo a una folla di professionisti. Sebbene tu possa avere la volontà e tutte le giuste motivazioni per farlo bene, se non hai le competenze adeguate per farlo è probabile che nessuno presterà attenzione a quello che hai da dire, e non riceveranno il messaggio che desideri trasmettere.

Ecco alcune qualità che devi possedere come oratore pubblico:

Fiducia

I relatori fiduciosi hanno sempre le seguenti caratteristiche: competenza, credibilità, intelligenza, conoscenza, simpatia e credibilità. Queste sono le qualità che rendono l'oratore più credibile per il suo pubblico rispetto a coloro che non sono così sicuri. Nell'arte del parlare in pubblico, la fiducia è un fattore molto importante, sebbene non sia l'unica. Quando ti presenti davanti a una folla per tenere un discorso, è molto naturale che una persona sia nervosa, ma puoi superare l'ansia con eccitazione o autenticità:

Eccitazione: se sei entusiasta del discorso che pronuncerai, la sensazione che otterrai ti aiuterà a rimanere al di sopra di ogni forma di nervosismo che potrebbe esistere durante la tua presentazione. Secondo gli studi, coloro che scelgono di prendere il loro nervosismo come una sensazione di eccitazione si sentiranno più a loro agio quando parlano.

Autenticità: devi essere il tuo vero io quando ti presenti davanti a un pubblico, anche se ciò significa che devi allontanarti dalla presentazione che hai preparato. Sebbene tu debba esercitare il tuo discorso il più costantemente possibile, devi stare molto attento a non memorizzare ciò che hai praticato perché memorizzarlo può farti armeggiare in alcune parti di esso se in qualche modo senti di non aver detto qualcosa di giusto. Se desideri eccellere nel parlare in pubblico, devi provare a fare molto di più che superare la sensazione di nervosismo. L'autenticità è un fattore essenziale nel parlare in pubblico e ogni oratore deve cercare le migliori strategie che lo aiuteranno a diventare autentico.

Passione

Se devi trasmettere un messaggio al tuo pubblico, durante il tuo discorso devi essere molto appassionato del tuo argomento. Se non sei appassionato, la tua presentazione non avrà alcun significato. Mentre parli con il tuo pubblico, devi riflettere un alto livello di sincerità nelle tue emozioni. Questo è l'unico modo in cui la tua presentazione li raggiungerà e li colpirà. Tutto quello che devi fare è impostare la tua mente sul modo in cui senti te stesso e quelli con cui stai parlando.

Durante le presentazioni sul posto di lavoro, può essere un po' difficile mostrare passione per un argomento, specialmente quando non sei impegnato nell'attività che devi presentare. A volte, se devi mostrare passione per l'argomento che devi presentare anche se non ne sei appassionato, puoi fare qualche ricerca sull'argomento per vedere se è possibile trovare cose che ti interessano sull'argomento.

Discorso in voce naturale

Se sembri falso o troppo perfetto, perderai la possibilità di connetterti con il tuo pubblico o interrompere qualsiasi connessione già acquisita. In generale, dovresti parlare solo in modo colloquiale. Cerca solo di essere naturale. Se, in qualità di oratore, speri di essere più coinvolgente, dovresti evitare di parlare in un modo che faccia sembrare che hai provato un po' troppo il tuo discorso. Ciò non significa che non dovresti tenere il passo con il ritmo e l'inflessione mentre pronunci il tuo discorso. Per fornire il ritmo appropriato, dovresti registrarti mentre ti alleni e quindi ascoltare il discorso in un secondo momento. In questo modo, sarai in grado di prendere nota dei punti in cui sembravi non autentico.

Essere brevi e precisi

Indipendentemente dalla quantità di tempo che ti è stato concesso per pronunciare il tuo discorso, cerca di mantenerlo breve. Non devi necessariamente usare tutto il tempo che ti è stato dato. Passa tutte le informazioni necessarie e sfrutta il tempo rimanente per il confronto. Il tuo obiettivo durante un discorso è quello di provare a far passare il tuo pensiero, e potresti non aver bisogno di un'ora intera per farlo, quindi quando pensi di aver raggiunto il tuo obiettivo, puoi semplicemente concludere. Devi solo assicurarti che il tuo pubblico possa accogliere ed elaborare il tuo discorso più facilmente, se completi prima, potresti sfruttare il tempo rimanente per soddisfare le loro curiosità.

In una ricerca condotta da Dianne Dukette e David Cornish nel 2009, è stato scoperto che gli esseri umani sono in grado di mantenere l'attenzione per una media di circa 20 minuti. Ciò significa che una presentazione che dura più di 20 minuti deve essere suddivisa in sezioni più piccole, con circa 20 minuti per sessione.

Legame con il pubblico

Quando pronunci un discorso, trattalo come una conversazione. Ciò significa che dovrai trasmettere il messaggio che hai in mente alle altre persone. Per questo, non importa se hai un pubblico grande o piccolo. Il problema risiede nel semplice fatto che tutti sono soggetti a ricevere una grande quantità di informazioni in breve tempo, quindi come oratore, potrebbe essere un po' difficile per te filtrare tutte le distrazioni e assicurarti che il tuo pubblico ascolti quanto hai da dire.

Mentre parli, è possibile che le persone abbiano a che fare con telefoni, laptop o tablet perché sono occupate a rispondere alle e-mail, a navigare in Internet o a cercare di capire chi sei. Potrebbero anche prendere appunti su quello che stai dicendo, ma è compito tuo affascinarli abbastanza da indurli a tralasciare i loro dispositivi e ascoltare ciò che stai dicendo. Magari non puoi chiedere loro di spegnere i telefoni, ma puoi farglieli dimenticare dando vita a un'atmosfera eccitante e coinvolgente.

Di seguito sono riportati alcuni suggerimenti su come connettersi con il pubblico:

· Raccontare loro storie

· Tieni a mente il tuo target di riferimento

· Essere consapevoli dell'energia nella stanza

· Sii disposto a prenderti in giro ogni tanto

· Sviluppare un linguaggio del corpo efficace

Narrativa

Essere un buon narratore è uno dei modi migliori per coinvolgere il tuo pubblico. Questo è un punto importante nel parlare in pubblico che non si può semplicemente trascurare, e non si può nemmeno enfatizzare. È uno strumento affidabile che alcuni dei migliori oratori della storia hanno usato per connettersi con il loro pubblico. Questa tecnica viene utilizzata per creare un'atmosfera che consenta al pubblico di ascoltare l'oratore più facilmente. Fa sentire il pubblico come se l'oratore non stesse cercando di inviare loro informazioni nella speranza che le ricordino.

Le presentazioni migliori e più divertenti sono quelle che non sembrano presentazioni ma storie che vengono raccontate da persone che hanno esperienze entusiasmanti da condividere. Queste storie possono essere prese dalle tue stesse esperienze, oppure possono essere storie classiche che possono aiutare il tuo pubblico a relazionarsi con la tua presentazione in un particolare contesto. Prendi la maggior parte dei discorsi TED più popolari/influenti, per esempio. Molti di loro sono influenzati dalle storie e questo è uno dei motivi per cui si distinguono. Se devi raccontare una storia, assicurati che sia comprensibile e facile da ripetere. Le storie sono sempre molto facili da attaccare alle menti delle persone, quindi quando scrivi il tuo discorso, considera le cose che devi trasmettere per permetterti di stabilire un contesto che il tuo pubblico capirà.

Ripetizione

Le ripetizioni vengono utilizzate per garantire che i tuoi ascoltatori lascino la riunione con il punto focale della presentazione. Aiuta a essere sicuro di essere stato chiaro e aiuta il pubblico ad abbracciare l'idea. Per poter utilizzare ripetizioni efficaci nella tua presentazione, devi capire qual è il punto principale della tua presentazione, che speri di trasferire alle menti del tuo pubblico.

Pratica Costante

Hai mai sentito una persona dire che desidera rimanere autentico durante un discorso, ma non vuole esercitarsi in anticipo? Anche se questo può sembrare un po' contraddittorio, la verità è che più pratichi il tuo discorso, più puoi ottenere spontaneità durante la presentazione reale. Tutto quello che devi fare è assicurarti di esercitarti nel modo giusto. Assicurati che durante ogni pratica, puoi prendere in considerazione il tuo ambiente, così ti eserciti come se ci fosse un pubblico davanti a te mentre ti stai esercitando. Non commettere l'errore di sfogliare la presentazione mentre sei in movimento, poiché è più probabile che ti faccia più male che bene. Praticando, ti sentirai più sicuro e sembrerai più autentico. Pertanto, creerai una buona possibilità di connetterti con i tuoi ascoltatori.

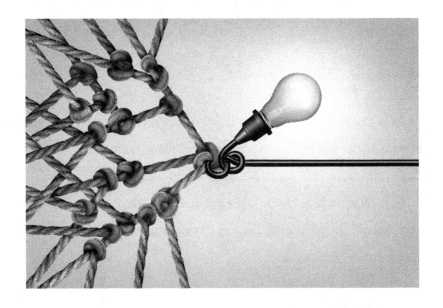

"Molti ascoltano per rispondere, io ascolto per capire."

Pina Frazzica

Capitolo 6. Perché socializzare è così difficile?

S e il pensiero di rimanere in pubblico per lunghi periodi di tempo ti rende ansioso, sappi che non sei solo. Molte persone hanno difficoltà a socializzare, anche quando hanno il desiderio di essere social. Non c'è niente di sbagliato in te o nel modo in cui operi, alcune persone hanno un livello più alto di sensibilità. Se socializzare ti rende ansioso, allora sei probabilmente un introverso. Un malinteso comune è che tutti gli introversi sono persone timide che non desiderano uscire di casa. Anche se a volte potresti sentirti in questo modo, questa non è la definizione corretta di introverso. Essere introverso significa ricaricarti quando sei solo. Questo è il momento in cui senti di poter ottenere più energia. La socializzazione probabilmente ti prosciuga perché ti sembra di lavorare e può essere un compito per la tua energia mentale ed emotiva. Non devi necessariamente essere timido per essere considerato un introverso. Anche se non hai bisogno di etichettarti, è comunque importante capire da dove proviene il tuo comportamento. Essere introverso non cambia necessariamente il modo in cui devi condizionarti se desideri migliorare la socializzazione. Le etichette non cambieranno nulla di te o del modo in cui ti senti, ma potrebbero permetterti di capire meglio le tue tendenze naturali. Questo è tutto un processo per avere una migliore comprensione in modo da poter accettare te stesso.

Come sfidare il tuo critico interiore

Saper silenziare la negatività ti aiuterà a superare il modo in cui sei critico con te stesso. Seguendo questi passaggi di base, ti sentirai più potenziato e capace di socializzare con gli altri, accettando contemporaneamente te stesso. Superare questo punto è un grande risultato di cui puoi essere orgoglioso. Siamo un po' tutti, i nostri peggiori critici. Cambiando la tua narrativa interiore, scoprirai che i tuoi pensieri possono effettivamente fare molto per potenziarti

1. Sviluppa consapevolezza: può diventare molto facile ignorare ciò che i tuoi pensieri ti stanno dicendo. Quando lavori per superare le tue tendenze ignare, i tuoi pensieri possono davvero insegnarti molto sul perché potresti essere così critico con te stesso. La paura del fallimento di solito va di pari passo con un duro critico interiore. Diventando consapevoli di ciò che ti alimenta, troverai il modo di riprendere il potere. Riconosci perché sei come sei, e lavora per accettarlo come un fatto. Non devi cercare di trasformarti in qualcuno che pensi che gli altri vogliano vedere. Impara ad accettare le tue qualità per quello che sono e pensa a ciò che ammiri o ami di più di te stesso.

2. Non torturarti: quando si commette un errore o si verifica un errore, diventa facile riprodurre ripetutamente queste immagini nella tua testa. Puoi impazzire pensando alle cose che avresti voluto fare diversamente. Esci da questa abitudine il più rapidamente possibile perché questo è ciò che alimenta di più il tuo critico interiore. Se

commetti un errore, impara dall'esperienza e concentrati sulla soluzione in modo che non accada di nuovo. Anche se potrebbe avere un forte impatto, ciò non significa che debba ostacolarti. Accetta che sia successo e vai avanti. Quando ti soffermi sul passato, diventa più difficile concentrarti sul presente e sul potenziale di ciò che potrebbe accadere in futuro.

3. Fai finta di consigliare un amico: il consiglio che daresti a un amico che è troppo duro con sé stesso è probabilmente un consiglio prezioso da seguire anche per te. Immagina cosa potresti dirgli per alleviare le sue preoccupazioni. Ora, dì a te stesso tutte quelle stesse parole fino a quando non ci credi. Questo è un caso in cui la ripetizione può essere una grande cosa. Non c'è motivo per cui il tuo consiglio non dovrebbe essere applicabile anche a te stesso. Osservando, vedrai che non dovrebbe esserci alcuna differenza nel modo in cui dai valore ai tuoi amici rispetto al modo in cui dai valore a te stesso. Entrambi sono ugualmente importanti.

4. Dai un'occhiata ai fatti: avere un critico interiore persistente significa che probabilmente ti imbatterai in molti "e se non dovesse andare bene?", "e se mi mettesse in imbarazzo?", "e se alla gente non piacessi?". Non permettere a te stesso di agitarti se non ci sono prove concrete che una di queste cose sia vera. Questo ti farà sentire esausto prima ancora di iniziare a socializzare. Fai del tuo meglio per guardare solo le cose che sono reali. Ad esempio, sei stato invitato a una festa in cui avrai la possibilità di incontrare molte nuove persone. Accetta

questo fatto per quello che è e fai del tuo meglio per non pensare troppo a ciò che potrebbe accadere alla festa.

5. Sostituisci i pensieri critici con quelli realistici: un esempio di pensiero critico è credere che non sarai mai un grande conversatore. Esaminalo attentamente e scoprirai che non è necessario che questa sia la conclusione a cui giungi. Forse ti piace conversare sul tuo programma televisivo preferito. Puoi riformulare questa affermazione riconoscendo che sei interessato a parlare della TV. Questo prende la tua affermazione originale e la trasforma in qualcosa di positivo pur mantenendo il suo vero significato. Puoi applicarlo a tutto ciò di cui ti senti eccessivamente critico. Pensa ai modi in cui puoi mantenere vera l'affermazione mentre la applichi in modo più ottimistico.

6. Immagina le possibilità: mentre è bello pensare a tutte le cose positive che potrebbero accadere in una data situazione, non è realistico credere che le cose saranno perfette. Devi aprirti al pensiero dei grandi risultati e di quelli sfavorevoli. Pur essendo aperto a queste possibilità, considera che ognuna di esse è realistica. Alcune situazioni sono al di fuori del tuo controllo, tuttavia, devi affrontarle. Questa è la vita e le circostanze sfavorevoli non dovrebbero dominare la tua capacità di realizzare le cose. C'è sempre un modo per realizzare i tuoi obiettivi e sogni. A volte potresti dover richiedere supporto e aiuto, ma c'è sempre un modo per realizzare qualcosa. Nel modo più gentile

possibile, desensibilizzati. Ciò ti consentirà di accettare più facilmente qualsiasi risultato tu riceva.

7. Applica l'accettazione e l'auto-miglioramento alla tua vita: c'è un'enorme differenza tra accettare che non puoi fare qualcosa e credere che puoi lavorare per migliorare le cose. Sguazzare nelle cose che non puoi fare porterà avanti sentimenti di autocommiserazione. Autorizza te stesso, capendo che c'è sempre spazio per migliorare. Nulla cambierà se non credi che un cambiamento sia possibile. Se le situazioni sociali ti mettono a disagio, accetta questo su di te e mettiti alla prova per riprovare. Più sperimenterai qualcosa, più familiare e attrezzato sarai per navigare attraverso di essa. Quando accetti le tue debolezze, non significa che devi tenerle per sempre. Significa che puoi cambiarle se ti senti abbastanza motivato.

Il tuo critico interiore è tanto potente quanto lo lasci diventare. Se ti sottoponi a dubbi che nutri, non ti sentirai bene con te stesso. Il modo in cui ti senti su di te può aiutarti o ostacolarti. Dato che ti viene data una scelta, non preferiresti prendere l'aiuto? In termini semplici, potresti chiederti perché eri così concentrato sul tuo critico interiore. Sappi che non è la cosa più semplice da superare, ma hai già tutto il necessario per iniziare.

Riconoscimento delusione e fallimento

Sul tema dell'accettazione, una delle cose più importanti su cui devi lavorare se desideri migliorare le tue abilità sociali è la capacità di accettare la delusione. Che tu deludi te stesso o qualcun altro, accadrà inevitabilmente. La vita è piena di esperienze di apprendimento e non c'è modo di evitarle. Alla fine, ti renderanno più forte e più saggio su cosa fare in futuro. Il modo in cui gestisci il fallimento dice molto sul tuo modo di sentire te stesso. Se hai poca autostima, probabilmente sei veloce a incolpare te stesso ogni volta che qualcosa va storto. Anche quando non è colpa tua, il tuo primo istinto potrebbe essere quello di prenderti la colpa. Non solo questo è ingiusto con te stesso, ma mostra anche ad altre persone che sei facilmente influenzabile. Sfortunatamente, alcune persone possono essere veloci a trarne vantaggio quando lo notano. Essere una persona piacevole è una grande caratteristica da tenere, ma conoscere i tuoi limiti è importante. Devi valutare te stesso abbastanza da sapere che non meriti di incolpare le altre persone. Le uniche cose di cui puoi essere responsabile sono le tue azioni e il modo in cui ti senti. Accetta il fatto che, indipendentemente da quanto ci provi, non sarai in grado di controllare tutto ciò che ti circonda. Mentre potresti prepararti adeguatamente per divertirti a cena con gli amici, altre persone e altre situazioni potrebbero farti sentire socialmente ansioso. Questo è semplicemente qualcosa che devi imparare ad accettare. Se lasci che queste circostanze che sfuggono al tuo controllo ti facciano perdere delle esperienze, allora non ti darai la giusta possibilità di provare a migliorare l'esperienza la prossima volta. Dovresti cercare costantemente di essere migliore, lavorando sull'auto-miglioramento.

Quando ti senti deluso per qualche motivo, cerca di capire ciò che provi, come ti influenza e riconoscilo. Una volta che l'hai capito, permettiti di andare avanti. Le persone spesso commettono l'errore di rimanere all'interno di questa delusione per troppo tempo. Se indugi, c'è il potenziale per metterti in una situazione da cui è molto difficile uscire. Non c'è motivo di prolungare la tua tristezza o negatività. Sappi che i tuoi sentimenti sono validi, ma non puoi crogiolarti in essi per sempre. Cerca di essere migliore. Le persone di maggior successo sperimentano battute d'arresto, proprio come te. Accetta le sfide che affronti e trasformale in motivazione per migliorarti la prossima volta. Quando sei in grado di affrontare le avversità in questo modo, avrai una qualità ammirevole. Non solo sarà la tua forza, ma mostra anche la tua capacità di recupero. Non lasciare che le tue battute d'arresto ti abbattano troppo a lungo. Usale per fare brainstorming su come ti piacerebbe gestire le cose in modo diverso da ora in poi. Delusione e fallimento sono sentimenti universali. Non c'è niente che tu possa fare per evitarli, quindi puoi anche abbracciarli.

Prendi l'abitudine di agire. Quando ti viene in mente come puoi migliorare, applicalo immediatamente. Vedrai uno dei due risultati, la soluzione ti renderà più forte o dovrai tornare al "tavolo da disegno" per provarne uno diverso. Non c'è una risposta chiara a ciò che ci vorrà per vedere la differenza. Dovrai adottare un approccio di prova ed errore per trovare quale soluzione funzionerà meglio per te. Durante questo periodo, probabilmente imparerai molto su te stesso e su ciò a cui sei più sensibile. Trova ciò che ti motiva e usalo a tuo vantaggio.

I passi che farai per migliorare la tua autostima, miglioreranno anche la tua capacità di gestire il fallimento. Se ti senti benissimo con la persona che sei, allora non sarai così duro con te stesso se dovesse verificarsi un fallimento. Tutte queste abilità che imparerai sono interiori, rendendoti quindi una persona migliore in tutte le aree della tua vita. Lavorare sulla tua autostima dovrebbe essere fatto solo per uno scopo, perché vuoi farlo. Nessun altro può convincerti che hai bisogno di una spinta all'autostima. Questo è qualcosa che devi decidere da solo perché sei l'unico che può sentirlo. Pensa alle persone che ti ispirano. Possono essere persone che conosci o persone che hai visto nei media. Ascolta le loro storie e prendi nota di ciò che hanno fatto per superare le battute d'arresto. Quando ti senti privo di ispirazione, prova qualcosa di completamente diverso. Utilizza alcuni dei metodi di cui leggi e vedi come puoi applicarli alla tua vita. Potresti essere sorpreso di scoprire che ti aiutano più facilmente di qualsiasi cosa tu abbia provato in passato. Sappi che avrai grandi giorni e anche giorni in cui ritieni che nulla stia andando bene. Sappi che, qualunque cosa cattiva, non rimarrà tale per sempre.

Comprendere la differenza tra assertivo e aggressivo

Parlare con qualcuno che ha energia assertiva può essere molto intimidatorio. Quando una persona è assertiva, ciò significa che irradia una certa e potente energia. Le persone con questa qualità sono molto sicure di sé stesse, normalmente non accettano no per una risposta. Quando sei socialmente ansioso, parlare con qualcuno così può farti dubitare di te stesso. È un enorme contrasto quando mescoli un individuo assertivo con un individuo riservato. Quello che devi ricordare delle persone assertive è che di solito hanno buone intenzioni. Non stanno cercando di farti del male, ma semplicemente cercano di ottenere ciò che vogliono. Può essere difficile capire qualcuno con questa personalità perché probabilmente è molto diverso da te, ma diverso non significa meglio o peggio. Cerca di non pensare in questi termini. Basta osservare e provare ad accettare la persona per quello che è. Proprio come te, hanno i loro modi di comunicare con altre persone.

Una persona assertiva apprezzerà essere ascoltata. Quando qualcuno vuole esprimere i suoi bisogni, la cosa migliore che puoi fare è praticare le tue capacità di ascolto attivo. Non sentirti costretto a entrare o essere d'accordo con loro se non sai esattamente cosa dire. L'ascolto è abbastanza, ed è una risposta preziosa. Se qualcuno è così irremovibile su come si sentono, probabilmente vogliono che tu chieda loro perché si sentono in quel modo. Poni domande che consentano loro di esprimersi ulteriormente. In questo modo, mostri loro che stai ascoltando e che ti importa di quello che hanno da dire. Allo stesso modo, è importante rimanere fedeli ai propri valori e alla propria morale. Se una persona è così assertiva al punto da farti sentire a disagio, è giusto esprimere un'opinione diversa. Proprio come eri disposto ad ascoltarli, una buona conversazione deve avere un livello di accettazione reciproco. Parlare con qualcuno con cui non sei necessariamente d'accordo può essere un'esperienza arricchente. Dato che hai lavorato per accettare chi sei, questa interazione ti indurrà ad esercitarti con il tuo agio, con i tuoi pensieri e le tue idee.

Inizialmente il comportamento aggressivo potrebbe sembrare la stessa cosa del comportamento assertivo. La cosa principale da cercare è l'intenzione della persona. Se noti che una persona è assertiva, ma è troppo energica o esigente, ciò può indicare che hai effettivamente a che fare con un tipo di personalità aggressiva. Questa è probabilmente una delle interazioni che ha il potenziale per farti sentire nervoso o insicuro di te stesso. L'aggressività si verifica quando sono coinvolti sentimenti irrisolti. Anche se la persona è realmente arrabbiata con te, sappi che non sei responsabile del modo in cui parla o si comporta nei tuoi confronti, è probabile che debba risolvere ciò che sta provando.

Hai tutto il diritto di terminare un'interazione che è dannosa per te. Che tu sia minacciato fisicamente o emotivamente, la tua risposta è valida. Parla tranquillamente di come ti senti senza incolpare l'altra persona. La cosa peggiore che puoi fare ad una persona aggressiva è sfidare i loro sentimenti. Nel migliore dei modi, prova a portare la conversazione ad un punto finale. Alcuni esempi possono essere i seguenti:

"Capisco cosa provi. Così è come mi sento anche io"

"Non sono sicuro della mia opinione su questo argomento"

"Dovrò pensarci ancora un po' prima di poter condividere la mia opinione"

Questi sono tutti modi che forniscono segnali sociali all'altra persona, per far capire che vuoi smettere di parlare. Senza essere scortese o umiliante con loro, proteggerai anche te stesso. Sfortunatamente, l'aggressività può manifestarsi inaspettatamente. Potresti conoscere qualcuno molto bene, e in una data occasione potresti vedere un lato "diverso", di quelli che non avevi mai visto prima. Molte persone si congelano durante situazioni aggressive perché non vogliono peggiorarle. Questo è sicuramente qualcosa di cui fare attenzione. Invece di sottometterti al comportamento, puoi fare del tuo meglio per reindirizzarlo. Se davvero non riesci ad identificarti con loro, non devi mentire o sacrificare la tua morale per conformarti. Quando lo fai, è facile perdere la traccia di chi sei come persona. I tuoi valori sono molto più importanti del desiderio di piacere a tutti quelli con cui interagisci. Sappi che è impossibile piacere a tutti. Quando provi a farlo, ti stresserà e potenzialmente ti farà sentire male con te stesso.

Capitolo 7. Gratitudine stati mentali positivi, abbondanza e altri

Il punto più importante, è che per avere carisma, ci deve essere un "io interiore" che ti fa sentire bene. Non puoi fingere la felicità, la gente può vedere quella pretesa a un miglio di distanza e nessuno vuole stare con qualcuno che non è felice. Non è che ti stanno giudicando (beh, forse alcuni di loro lo fanno, ma questo è un loro problema), è che istintivamente possono provare infelicità e questo li spaventa. Quindi tendono ad allontanarsi. Se pensi che la felicità sia semplicemente un altro trucco per ottenere il tuo carisma, devi ripensarci! La felicità e la soddisfazione interiore sono di vitale importanza per la tua salute e per ogni aspetto della tua vita.

Ciò che consideriamo "essere felici" è una combinazione di sostanze chimiche prodotte nel cervello, che proviene da una varietà di fonti e cause: un corpo sano, attivo, una mente impegnata, ma anche una mente riposata. Bisogna abituarsi al concetto di "vivere bene" se si vuole rappresentare fiducia e carisma. Cosa definisce il "vivere bene"? Non tre case, cinque macchine e uno yacht, anche se questo non fa male. Vivere una vita buona e soddisfacente è tanto vario quanto le persone che ci sono al mondo: fondamentalmente, vivere bene dipende da cosa tu hai di bisogno e da cosa desideri dalla vita, e capirlo richiede una certa onestà.

Imparare ad assaporare il momento e l'esperienza

Un buon modo per coltivare la felicità in noi stessi è imparare questa importante abilità: assaporare. Si potrebbe immediatamente associarlo al cibo, ma può essere applicato a qualsiasi momento, qualsiasi input sensoriale o esperienza che ci viene incontro:

• Uscire di casa per prendere la posta e sentire il sole del mattino sul viso.

• Seduto in un parco durante la pausa pranzo, guardando il mondo che passa e ascoltando gli uccelli sugli alberi.

• Portare la macchina fuori per un weekend, mentre ascolti i tuoi brani preferiti.

• Appoggiare la testa sul cuscino dopo una giornata lunga ma produttiva.

• Avere una conversazione piacevole e di passaggio con uno sconosciuto in un supermercato.

La vita non è sempre fatta di grandi traguardi rivoluzionari, in effetti questi sono pochi e rari, motivo per cui sono così incredibili e memorabili. I momenti più piccoli sono quelli che riempiono la nostra vita. Imparare a essere presenti nel momento è la chiave di tante cose: felicità, auto-esplorazione, soddisfazione e maggiore carisma. Le persone si concentrano e gravitano su quelli che sanno apprezzare il presente.

Vogliono saperne di più e connettersi con questa persona. E perchè no? Le persone presenti sono persone felici, il che ci porta al prossimo argomento.

La felicità è contagiosa

Come esseri umani e come creature intrinsecamente sociali, condividiamo molto l'uno con l'altro, anche quando non intendiamo farlo. Trasmettiamo le informazioni da persona a persona ogni giorno. Una delle cose che condividiamo di più sono le nostre emozioni. Quindi il punto è affermare: le emozioni sono contagiose. Le condividiamo con la stessa rapidità con cui esprimiamo le parole, anche più velocemente. Le emozioni sono scritte nelle nostre espressioni facciali, incorporate nel nostro tono di voce, nel nostro linguaggio del corpo e nelle parole che scegliamo. Quindi se avessi la possibilità di condividere un'emozione, quale sarebbe? Il trucco di questa risposta è che devi prima provare l'emozione. Ovviamente sceglieresti la felicità: chi vuole provare rabbia, tristezza o rimpianto? Quando coltivi la felicità dentro te stesso, è come se avessi in mano una candela. Il vento metterà alla prova quella fiamma e alcune volte la spegnerà. Con la pratica, tuttavia, imparerai a riaccenderla. Con maggiore pratica, la tua candela diventerà una lanterna, protetta dal vento, impossibile da spegnere. Anche la tua felicità può essere così. Le persone arrabbiate possono andare e venire, ma tu sei il fuoco interiore che brucia e, nel farlo, attira le persone ad esso. Questo è il potere del carisma.

Impara ad apprezzarti

Un aspetto fondamentale della felicità interiore è l'abilità di apprezzamento di sé. Puoi ottenere un vantaggio da questa importante abilità mettendo da parte del tempo per fare un elenco. Scrivi da tre a cinque cose con cui ti senti bene. Assapora le emozioni positive che derivano dal riconoscere queste cose. Ora, elabora questo elenco vedendo se riesci a connettere qualcun altro a queste abilità, caratteristiche o risultati. Forse era un genitore o un fratello o un caposquadra in un posto di lavoro. Forse era un professore a scuola o un collega empatico. Forse è stato il miglior amico del passato. Chi ha contribuito al "tu" che sei oggi? Prenditi del tempo per assaporare la gratitudine che deriva dal sapere che quelle persone ti hanno aiutato a spianare la strada alla felicità di oggi.

Spesso, quando lavoriamo per instillare la felicità dentro di noi e pratichiamo l'autoriflessione, scopriamo anche ricordi, emozioni dolorose o spiacevoli. Va bene pensare a questi, purché non li lascerai influenzare a lungo. La ruminazione è l'atto di abitare nel passato, alla ricerca di luoghi a cui dare la colpa alle cose che vanno male, spesso quando ruminiamo finiamo per incolparci. Prendi la decisione consapevole di abbandonare questa pratica, a favore della gratitudine e della felicità. Costruire un sé potente e fiducioso include scartare ciò che ci ferisce e ci mina.

Un'altra buona pratica, alla fine di ogni giornata, è prendersi del tempo per considerare i momenti che sono stati in qualche modo soddisfacenti o che ti hanno portato felicità. Se scopri che non ce n'erano molti, ne cercherai altri domani. Diventa un partecipante attivo nella tua vita quotidiana, cercando la felicità, quindi prendendoti il tempo di assaporarla una volta trovata. Tenere un diario è un ottimo modo per poter guardare indietro e rendersi conto che hai avuto giorni più belli che brutti. In effetti, possiamo decidere di smettere di etichettare i giorni come "cattivi" (a meno che un giorno non sia veramente catastrofico), ma considerarli come pieni di ostacoli e sfide. Se abbiamo abbastanza fiducia in noi stessi e gioia intrinseca dentro di noi, possiamo cavalcare quei giorni senza permettere loro di buttarci giù.

Coltivare l'abbondanza

Una mentalità in abbondanza è quella in cui credi e vivi la tua vita come se ci fossero abbastanza risorse per andare sempre avanti. Non ti concentri su ciò che ti manca, ti concentri su ciò che hai. Sei in grado di guardarti intorno e vedere che ciò che hai è buono, abbastanza e molto altro arriverà. Una mentalità in abbondanza è un po' come guardare il bicchiere mezzo pieno, invece di preoccuparsi di quando il cameriere verrà a riempirlo.

Modi di pensare che promuovono l'abbondanza:

- Hai il controllo della tua vita e di ciò che accade in essa.

- La tua energia fisica è rilassata ma vigile, presente e consapevole, paziente e calma.

- La tua energia emotiva è equilibrata ma impegnata (empatia) e ti senti come se fossi investito nel lavorare su cose che sono più grandi di te. Ti preoccupi delle cose su scala globale. La tua presenza ispira gli altri ad un certo livello. Senti che le cose buone stanno arrivando.

- Puoi vedere più soluzioni a un problema e, inoltre, vedere opportunità e percorsi diversi, piuttosto che problemi e svolte sbagliate. La tua visione è come se qualcuno allegramente ed efficacemente navigasse nel nostro traffico, trovando nuovi percorsi, scorciatoie, godendo di nuovi scenari perché hai preso una strada diversa. Questo modo di pensare ti porta a capire che c'è sempre una scelta.

Diventa consapevole. Bene, ma cosa significa esattamente? Significa essere presenti, essere qui, fermamente adesso. Ancora una volta, nessuna riflessione e nessuna dimora nel futuro, è importante avere obiettivi e sogni, ma non possiamo rimanere lì, o potremmo perdere la strada nel presente. Quando pratichi la consapevolezza, sei di nuovo nel tuo corpo, di nuovo nel tuo scopo e noti molte cose. Quando non ci prendiamo il tempo di aprire gli occhi su ciò che ci circonda e vivere nel momento, tendiamo a perdere opportunità, apprendimento e spunti importanti su altre aree della nostra vita. Quando assapori i momenti, vivi nel presente, sei grato per ciò che hai e speri in ciò che sta arrivando, allora sei sulla buona strada verso la felicità, l'abbondanza e il carisma.

La gratitudine è il primo passo

Tutti sono in grado di scrivere. Mentre il pensiero di scrivere ogni giorno può essere scoraggiante per le persone che hanno interessi altrove, ricorda questo: non devi scrivere nulla di profondo, degno dell'elenco dei best-seller del New York Times. Scrivere un diario può essere banale come scrivere una cosa da fare o una lista della spesa. È quasi la stessa cosa quando si tiene un diario di gratitudine.

Per cominciare a vivere con gratitudine, inizia un diario ed elenca dieci cose per cui sei grato ogni giorno. Se ti trovi bloccato, immergiti nelle piccole cose, nei dettagli che rendono piacevole la tua vita quotidiana. Ecco un esempio:

- Sono grato di vivere in un appartamento con aria condizionata quando questa estate si stanno per raggiungere temperature record.
- Sono grato di aver trovato la mia penna preferita nella tasca di quel vestito stamattina.
- Sono grato che il mio cane non abbia fatto a pezzi la casa mentre ero fuori e sono grato per la sua compagnia.
- Sono grato di non essermi ancora ammalato quest'anno.
- Sono grato che mio fratello abbia chiamato l'altro giorno. Mi è mancato.

Non ci devono essere dichiarazioni profonde di gratitudine, non è questo il punto di un diario come questo. Il punto qui è notare le piccole cose, le cose che di solito diamo per scontate, perché quando ci fermiamo e le notiamo, improvvisamente è:

- Vivere nel presente.

- Vivere con gratitudine.

- Apprezzare l'abbondanza nella nostra vita.

- Vivere consapevolmente.

Usa un linguaggio che supporti la tua mentalità. Nota le parole che scegli. Sono particolarmente negative? Presta attenzione a ciò di cui scegli di parlare. Renditi conto, che quando ti connetti con altre persone per negatività, non hai dove andare. Ricorda, le persone gravitano verso la felicità. Non solo il linguaggio positivo attira altre persone, ma è stato dimostrato che fa bene al cervello. Dire cose edificanti, sicure ed empatiche su base regolare ti fa bene, ti aiuterà a cambiare la tua mentalità. Mostrare gratitudine al lavoro è un modo infallibile per promuovere positività ed emanare fiducia. Dire "grazie" non costa un centesimo, ma dirlo aggiunge positività alla squadra, nel suo insieme.

Costruisci le cose di cui sei appassionato

C'è qualcosa (o più di una cosa) che ti esalta, ti eccita quando la pensi? Attingi a quella passione, non limitarti a qualcosa che ti piace sognare ad occhi aperti. Trova un modo per incorporarne un po' nella tua vita e guardala illuminare la tua sicurezza e il tuo carisma.

Ad esempio, per qualcuno che segue le grandi competizioni culinarie in televisione, sarebbe una buona pratica trovare un modo per incorporare quello che è un passatempo in qualcosa da fare nella vita quotidiana. Se non è possibile frequentare un corso di cucina a causa delle esigenze del lavoro e della famiglia, dai un'occhiata alla tv, cerca su internet. Inizia a imparare, come fa un apprendista, e lascia che la passione ti guidi nel modo in cui un maestro guida un allievo. Con questo nuovo hobby basato sulla passione che hai nella vita, la tua energia, presenza e fiducia saranno sentite da tutti quelli che incontri. Invita amici e parenti a una cena, avrai qualcosa di cui parlare in una conversazione, perchè a tutti piace parlare di cibo.

Il caso della meditazione quotidiana

Indipendentemente da età, sesso o abilità, chiunque può trovare benefici nella meditazione. Al centro di questa pratica c'è l'accettazione di sé e, se praticata regolarmente, quell'accettazione di sé si estende al mondo intorno. La meditazione ci fissa saldamente nell'equilibrio della vita, diamo e riceviamo. Diventiamo più della semplice somma delle nostre cose e acquisizioni. Alla fine, la meditazione regolare porta ad un apprezzamento per il nostro benessere e quel benessere è la chiave della felicità. La meditazione ci offre un'opportunità facile e quotidiana per portare un maggiore senso di benessere nella nostra vita.

Scegliere di iniziare a meditare è una scelta personale, ma può essere per tutti. Se sei stanco di sentirti sovraccarico, fisicamente e mentalmente sfinito e/o privato del sonno, ti faresti un favore provando la meditazione. Solo una settimana di meditazione quotidiana - otto minuti al giorno - può portare a un'inversione di tendenza, è probabile che non tornerai più a vivere senza di essa. All'inizio la meditazione sembrerà troppo semplice per essere efficace, ma col tempo imparerai che la semplicità è spesso la medicina più efficace. Quando inizi a vedere i risultati positivi, la tua fiducia aumenterà.

La mente e il corpo sono due parti della stessa somma e sono interconnesse. La meditazione può aiutarci a guarire l'uno mentre contemporaneamente guarisce l'altro. La parte migliore della meditazione è che hai il controllo. Una volta che lo impari, puoi trovare il coraggio di lasciar andare l'autodisciplina, lasciar andare una mentalità di scarsità, negatività, paura e reazione. Molti di noi conoscono l'espressione popolare "Sii il cambiamento che desideri vedere nel mondo". Man mano che inizi a migliorare, sia nel trattare la guarigione di una ferita o malattia, sia nel sentirti meglio nel tuo corpo, o forse alleviando finalmente le catene di stress e ansia, anche l'ambiente migliorerà. La gioia che hai iniziato a coltivare in te stesso si irradierà a tutti intorno a te. La tranquillità genera pace.

Una mente più positiva, genera emozioni positive. Gli studi hanno scoperto che la meditazione quotidiana ha un profondo effetto sulle emozioni, riducendo l'ansia e la depressione e aumentando l'auto-compassione nelle donne che fanno della meditazione una parte della loro normale routine. La meditazione lavora sulla neuroplasticità naturale del cervello, il che significa che i tessuti del cervello possono cambiare fisicamente nel tempo. Se lo sottoponiamo regolarmente a stress e negatività, le aree del cervello responsabili del rilascio di ormoni dello stress aumenteranno di dimensioni. La meditazione, invece, aumenta lentamente le aree del cervello che producono ormoni che inducono piacere, come la seratonina, che ci aiuta a rilassare e comprendere le cose più facilmente.

Come medito? La meditazione è incredibilmente semplice. Ci sono libri e siti web dedicati ad esso, ma il nucleo di tutta la meditazione inizia con:

• buona postura

• respirazione profonda e corretta

• mantenersi libero dai pensieri

Per iniziare con la meditazione, metti da parte dieci minuti e trova un posto comodo dove sederti. Se vuoi sederti su una sedia, assicurati che le braccia possano essere in grembo o ai lati. Assicurati che i tuoi piedi possano essere piatti sul pavimento e che la colonna vertebrale possa essere il più dritta possibile. Successivamente, puoi chiudere gli occhi o fissare un punto focale come una candela. Fai un respiro profondo dallo stomaco: non muovere le spalle su e giù, questa è una respirazione impropria. Quando un pensiero entra nella tua mente, notalo (pensando "Ho pensato al lavoro, proprio ora"), quindi respingilo. Classifica ogni pensiero brevemente e rapidamente e lascialo cadere dalla tua mente come una foglia di un albero. Dieci minuti ogni giorno avranno effetti notevoli, provalo questa settimana e guarda tu stesso!

Affermazione pratica

Le affermazioni potrebbero essere di gran moda, ma c'è una ragione per cui sono così popolari, funzionano. Le parole hanno potere. È semplicemente un dato di fatto. Pensa a qualcosa di terribile che qualcuno ti ha detto molto tempo fa, decenni dopo, è probabile che quelle parole brucino ancora. Dall'altro lato della medaglia, tuttavia, ci sono parole positive ed edificanti, queste, specialmente se pronunciate ogni giorno, possono rimappare il cervello e ricaricare lo spirito. Le affermazioni ci ricostruiscono dall'interno, rendendoci migliori, più forti e infine più carismatici.

Alcune semplici affermazioni da dire a te stesso ogni giorno:

• Sono aperto all'apprendimento.

• Sono entusiasta di vedere cosa accadrà oggi.

• Sono interessato a ciò che gli altri hanno da dire.

• Sono grato per i miei pensieri e idee.

• Spero in risultati positivi sia per me che per gli altri.

• Riesco a vedere il bene nelle altre persone.

• Riesco a vedere il bene in me stesso.

Puoi dire queste affermazioni al mattino quando inizi la giornata, mentre stai guidando per andare al lavoro (dopo averne memorizzato alcune, non leggere mentre guidi, ovviamente) e in qualsiasi momento difficile in cui ci si sente instabili e si ha bisogno di un punto focale calmante. Il punto di forza delle affermazioni è contrastare qualsiasi pensiero negativo che possa sfondare la superficie della tua mente. Non appena senti che la negatività si diffonde, incontrala frontalmente con un'affermazione positiva.

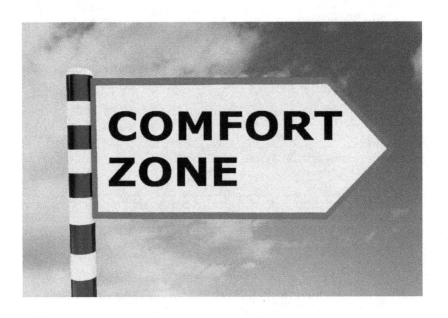

"Mi piace l'idea di fare cose che mi facciano uscire dalla mia zona di confort."

Joe Wright

Capitolo 8. Come migliorare le tue abilità sociali

Nella vita, se sei timido, potresti avere problemi nella tua vita sociale. Tuttavia, ci sono alcune delle abilità sociali che si possono acquisire attraverso l'apprendimento. Ad esempio, se non sei una persona sociale, inizia a comportarti come tale e fallo in modo intelligente. Non consentire a problemi come l'ansia di trattenerti. Tuttavia, è necessario continuare a parlare con le persone, nuove o vecchie amicizie. Anche se ti senti nervoso, fai un miglioramento in termini di abilità sociali unendoti a una piccola festa o trascorri più tempo con la folla e prova a fare conversazioni. Con il tempo, migliorerai alcune delle abilità sociali di cui ti senti privato. Puoi fare domande che invitano le persone a rispondere con un sì o un no e questo potrebbe aprire la porta a più conversazioni. Quindi, mentre acquisisci alcune abilità sociali, incoraggia gli altri a parlare di sé stessi e poni domande che aumenteranno i loro interessi sull'argomento in questione.

Dai un'occhiata ad alcune delle strategie che puoi utilizzare per migliorare le tue abilità sociali.

Ascolta di più e parla di meno

Vale la pena notare che i buoni oratori sono anche buoni ascoltatori. In altre parole, se vuoi essere un buon oratore e migliorare alcune delle tue abilità sociali, devi anche essere un buon ascoltatore. L'arte di ascoltare è fondamentale, nel senso che consente di acquisire alcune abilità sociali che sono vitali nella vita. Vale la pena notare che si ottiene molta conoscenza quando si ascolta, piuttosto che parlare. L'arte di parlare significa che stai dando informazioni, mentre l'arte di ascoltare significa che stai ricevendo informazioni. In altre parole, se ti alleni per ascoltare di più, otterrai più potere e molta conoscenza quando parli. Avrai appreso molti dettagli che sono fondamentali durante la conversazione.

Inoltre, se ascolti di più, non avrai tempo di rivelare tutto ciò di cui potresti pentirti in seguito. Tuttavia, se sei appassionato di ascolto, sarai in una posizione eccellente per identificare alcune delle informazioni che in seguito potranno servirti. Se ascolti molto, sarai inoltre in una buona posizione per comprendere i problemi di cui si è parlato. In altre parole, non continuerai a ripetere i problemi che sono già stati discussi e manterrai un po' di originalità. Se sei un ascoltatore attivo, è probabile che imparerai alcune delle cose che infastidiscono le persone, in altre parole, capirai rapidamente alcuni degli elementi critici che fanno arrabbiare le persone o le fanno sentire poco apprezzate. Viceversa, se sei tra quelli che parlano molto senza ascoltare ciò che gli altri hanno da dire, ci sono buone probabilità che avrai difficoltà a comprenderli.

Pensa prima di parlare

Un buon oratore è sempre carismatico. I buoni oratori danno sempre senso a qualsiasi cosa di cui stiano parlando. Nella maggior parte dei casi, pensano prima di parlare. Trascorrono del tempo cercando di analizzare ciò che sentono. Tali oratori si metteranno nei panni dei loro ascoltatori e cercheranno di capire cosa sentiranno. Vale la pena notare che il pensiero consapevole, prima di parlare, è fondamentale nella vita. Permette di aprirsi e parlare in modo sensato. Inoltre, consentirà di capire l'esatta sensazione che le persone hanno mentre ascoltano. Se si può pensare alle criticità prima di parlare, ci si troverà in una buona posizione per creare un ambiente piacevole che permetterà al pubblico di ascoltare di più, e imparare di più dal discorso.

L'arte di pensare prima di parlare è fondamentale, nel senso che permette di analizzare se tutto ciò che deve essere detto è vero o no. In altre parole, se sei veloce nell'analizzare il tuo discorso prima di rilasciarlo, sarai in una buona posizione per valutare tutte le informazioni e determinare ciò che è giusto e ciò che è fastidioso per il pubblico. Non esagerare con i problemi ma parla di tutto ciò che è reale e sii onesto nel raccontare ciò che è accaduto. Vale la pena notare che è meglio tacere piuttosto che dire qualcosa che non è utile. Se qualunque cosa tu stia per dire può far del male a qualcuno, è meglio tacere ed evitare fastidi agli altri. Ad esempio, se stai per complimentarti con qualcuno per le cose che hanno fatto, cerca di scegliere le parole giuste per evitare di ferire gli altri. È bene inviare un messaggio di congratulazioni piuttosto che lodare qualcuno a spese di altri. Inoltre, se stai guardando qualcuno che lotta con qualcosa, cerca di aiutarlo a superare il problema in silenzio piuttosto che deriderlo.

Consapevolezza e tecniche di ascolto

La consapevolezza si riferisce alla pratica di prestare attenzione al momento presente senza dare alcun giudizio. In altre parole, è l'atto di considerare le reazioni emotive che si possono avere su questioni specifiche. L'arte di ascoltare consapevolmente è fondamentale nel senso che permette di essere rispettosi di chi sta parlando. Inoltre, l'ascolto consapevole è cruciale nel senso che consentirà di evitare molte distrazioni durante l'ascolto. Vale la pena notare che si ascolta e si ricorda bene solo il 25% del tempo, dopo aver ascoltato qualcuno. Ascoltare è vitale e necessario per essere essenziali nella vita.

L'ascolto consapevole è fondamentale, nel senso che consente di sviluppare alcuni consigli di auto-consapevolezza che sono fondamentali nella vita. Se ascolti con la mente sintonizzata sull'oratore, sarai consapevole dell'ambiente che ti circonda. Avrai anche la possibilità di scoprire alcuni dei pregiudizi sconosciuti che possono essere identificati solo ascoltando qualcuno. Inoltre, se vuoi aumentare la tua empatia, cerca di essere un ascoltatore consapevole. In altre parole, sarai in grado di comprendere bene l'altra persona e condividere i suoi sentimenti.

L'ascolto consapevole è essenziale. Permette di sviluppare alcune delle abilità sociali che sono vitali nella vita. Se si desidera praticare l'ascolto consapevole, è necessario interrompere tutto ciò che si sta facendo e offrire tutta la propria attenzione a tutto ciò che viene detto. Inoltre, è bello godersi anche quello che stai ascoltando. L'aspetto è fondamentale nel senso che consente di creare un ambiente sicuro per l'apprendimento. In altre parole, prova a creare un ambiente abilitante in cui puoi ascoltare efficacemente. Vale la pena notare che l'ascolto attivo inizia dalle menti. In altre parole, è necessario modificare la mentalità e concentrarsi sull'oratore per intrappolare tutto ciò che viene comunicato. Da notare che l'ascolto attivo richiede di mantenere il contatto visivo con chi sta parlando. Devi riflettere su ciò che stai ascoltando e scegliere di selezionare ciò che è vitale. In altre parole, devi chiederti se stai osservando attentamente o se stai facendo ipotesi su ciò che viene detto. Devi essere attento e cercare di fare scoperte mentre ascolti. Evita di dare giudizi mentre ascolti. Tuttavia, puoi trarre conclusioni o riflettere su ciò che hai sentito in seguito.

Tecniche di rilassamento

Vale la pena notare che le nostre menti non sono robot o macchine. Arriva un momento in cui è necessario rilassarsi e consentire ai pensieri di recuperare energia. In altre parole, se permetti ai tuoi pensieri di riposare e rinfrescarsi, sarai in grado di catturare più problemi in seguito. Quindi, dopo aver ascoltato e catturato nuovi aspetti della vita, devi rilassarti e consentire alle tue menti di recuperare energia. Alcune delle tecniche di rilassamento vitale includono yoga, attenzione al respiro, meditazioni consapevoli, preghiera ripetitiva e scansione del corpo. Il pensiero cosciente utilizza molta energia. Pertanto, è necessario rilassarsi e svuotare la mente. Ad esempio, l'arte della messa a fuoco del respiro consente di fare respiri lenti ma profondi che consentono ai pensieri di rilassarsi e concentrarsi sulla respirazione piuttosto che su qualsiasi altro aspetto della vita. Lo yoga è anche vitale, nel senso che consentirà di svuotare la mente e di rinfrescarsi. Tali tecniche sono fondamentali nel senso che ci si può rilassare e creare spazio nella nostra mente.

L'ambiente e la tua consapevolezza

Un ambiente favorevole consente di pensare bene e rilassarsi. In altre parole, se ti trovi in un ambiente rumoroso, ci sono buone possibilità che non sarai in grado di sentire bene, e se non riesci a sentire bene, ci sono buone possibilità che non sarai in grado di pensare. Pertanto, devi essere sensibile e fare attenzione all'ambiente, perchè questo potrebbe influire sul modo in cui pensi o agisci.

La mente di un individuo a volte è influenzata da ciò che si fa o si vede. In altre parole, le cose che vediamo potrebbero influire negativamente o positivamente su ciò che si sta, appunto, vedendo. Secondo i principi dei colori, le tonalità o la colorazione, per esempio della tua casa, questi potrebbero avere un impatto anche sul nostro umore. Ad esempio, il rosso simboleggia la passione ed è molto vitale per aumentare la propria energia. D'altra parte, il blu e il grigio promuovono un senso di relax e tranquillità. Il bianco è la classica colorazione per la casa che trasuda calma e purezza. I colori giallo e verde, d'altra parte, possono significare creatività o prosperità. Pertanto, è saggio considerare i colori che ti circondano.

La natura tocca le menti di una persona. Vale la pena notare che il colore verde è associato all'arte di essere consapevoli. La connessione tra vita e consapevolezza dipende dall'ambiente in cui ci si trova. In altre parole, se vuoi concentrarti e raggiungere un aspetto particolare, cerca di investire nell'ambiente che ti circonda. Nella maggior parte dei casi, un'ambiente con piante, tende ad essere più vivace. Viceversa, il tuo ambiente può anche essere fonte di stress. In altre parole, il modo in cui organizzi la tua casa può influire su ciò che pensi. Considera il tuo arredamento e il legno che metti nel tuo ambiente. L'arte è dovuta al fatto che legname, pietra e tessuti fabbricati naturalmente tendono ad essere più sani e più potenti della controparte prodotta artificialmente dall'uomo. Quindi, prendi in considerazione alcuni dei mobili che usi nella tua stanza. La tua stanza deve essere brillante in modo da poter pensare bene e agire in modo appropriato.

Un ambiente favorevole supporta anche la meditazione consapevole. In altre parole, se ti trovi in un ambiente favorevole, sarai in grado di pensare in un modo giusto e più veloce rispetto ad un ambiente rumoroso, dove invece le nostre concentrazioni tendono ad essere relativamente basse. La sensazione pratica richiede di essere attenti a tutti i suoni che attraversano un orecchio. Bisogna sostenere un ambiente pulito che permette di pensare nel modo giusto. La natura che circonda un luogo, gioca un ruolo critico nel dettaglio di ciò che uno pensa. In altre parole, le menti sono fortemente collegate alle questioni fondamentali che ci circondano. L'arte di essere attivi, felici oltre che amichevoli, dipende dalle caratteristiche naturali che circondano un particolare fenomeno. Nella maggior parte dei casi, l'arte di essere consapevoli tende a migliorare con l'ambiente, e in un ambiente molto stimato tende a offrire più soddisfazioni, quindi è maggiormente preferito.

Capitolo 9. Intelligenza emotiva

P er comprendere l'intelligenza emotiva, bisogna capire il termine emozioni. Quindi, quali sono queste cosiddette emozioni? Le emozioni sono il comportamento che si mostra dopo un certo evento. Sono molte, tra cui felicità, tristezza, ansia o rabbia, e altre. Sono tutte progettate per diverse occasioni e sono rigorosamente utilizzate dove richiesto. L'intelligenza emotiva arriva qui. L'intelligenza emotiva quindi è la capacità di una persona, di decifrare e comprendere le proprie emozioni, includendo anche dove e come usarle. Se uno è in grado di farlo, ha un'intelligenza emotiva.

Per capirne di più, si dovrebbe guardare alle componenti dell'intelligenza emotiva. Qui menzioneremo e discuteremo solo di cinque di queste componenti.

Il primo è conoscersi. Questo è noto come autocoscienza. Aiuta a capire le proprie emozioni. Non puoi capire le emozioni degli altri senza prima capire le tue. È importante vedere il grafico o i modelli di come reagisci a situazioni diverse. È importante dominare i tuoi umori senza criticarti. Impara chi sei e apprezzalo. Quindi, dopo aver fatto questo, leggere gli altri e sapere come rispondere a loro diventerà abbastanza facile. Aiuta a lavorare per controllare le proprie emozioni in ogni momento e a sapere come dirigerle nelle varie situazioni.

Il secondo componente è quello di essere in grado di tenersi sotto controllo, spesso noto come autoregolamentazione. È qui che bisogna allenarsi nell'arte di tenere sotto controllo le proprie emozioni. Funziona di pari passo con l'autocoscienza. Una volta che sai come funzionano le tue emozioni, è facile tenerle sotto controllo. Come fare tutto dipende da te. È una responsabilità conoscere e tenere sotto controllo le proprie emozioni. Gli altri non possono farlo per te, quindi sei tu che hai il potere quando si tratta di emozioni.

La motivazione è un'altro componente. Si deve avere interesse ad apprendere e migliorare sé stessi. In questo argomento, l'apprendimento e il miglioramento coinvolgono la parte emotiva. Uno dovrebbe essere pronto a conoscere le proprie emozioni e a saperle migliorare, alla fine. Bisogna essere entusiasti di tutte le proprie emozioni. Bisogna essere in grado di accettarsi fino alla fine. È sempre consigliabile essere motivati a conoscersi anche più di quanto crediamo già di conoscerci. Questo passaggio è importante, come tutto il resto.

Il prossimo è riuscire a mettersi nei panni degli altri soprattutto se sono nei guai o in un momento difficile. Questo sentimento e questa virtù sono noti come empatia. Molte persone confondono empatia e simpatia. La simpatia è quando i sentimenti o le emozioni di una persona provocano sentimenti simili anche in un'altra. L'empatia è la capacità di porsi in maniera immediata nello stato d'animo o nella situazione di un'altra persona, con nessuna o scarsa partecipazione emotiva. Ciò significa che la persona può essere in grado di esprimere le proprie emozioni e questo è un buon segno. Mostra un segno di umanità.

Infine, ci sono le abilità sociali. Si riferiscono a come le persone interagiscono con gli altri. Le emozioni di solito occupano un posto importante in termini di interazione con gli altri. Quando uno non ha sotto controllo le proprie emozioni, è facile per loro esplodere quando comunicano con altre persone, rovinando così la loro vita sociale nel complesso. Quando invece uno ha le sue emozioni sotto controllo, allora sarà facile comunicare con gli altri senza farli arrabbiare. È importante ricordare che i sentimenti altrui devono essere considerati sempre.

È bene notare che tutti i componenti sono la chiave delle emozioni e della vita quotidiana. Le emozioni aiutano a socializzare con gli altri, sono la radice dell'umanità. Lavorano tutti insieme e in modo diverso, ma tutti insieme. È fondamentale sapere che anche le tue emozioni, oltre quelle degli altri, sono importanti. I componenti lavorano per rendere una persona migliore emotivamente.

Come usare il quoziente emotivo per comprendere le tue esigenze

L'intelligenza emotiva è anche conosciuta come quoziente emotivo. Significa saper guardare e saper leggere le proprie emozioni a lungo termine. Bisognerebbe essere in grado di usare le proprie emozioni nel modo giusto senza preoccuparsi. Inoltre, così c'è la possibilità di tenere sotto controllo le cose. Bisogna saper mantenere le emozioni in equilibrio, soprattutto quando si sta conversando con gli altri.

Ci sono diversi modi in cui possiamo usare il nostro quoziente emotivo, ne illustriamo alcuni.

Il primo è riuscire a capire di più gli altri, anche più di sé stessi. Abbiamo visto che le emozioni non ruotano solo su noi stessi, ma influenzano tutti coloro che sono intorno a noi. Si tratta di socializzare con ciò che succede ogni giorno. Dal momento che uno è in costante interazione con gli altri, è importante capire chi ci circonda, nel senso emotivo del termine. Dal momento che uno si concentra su come adattarsi emotivamente agli altri, ci si concentrerà su ciò che gli altri vogliono da noi.

Poi c'è quello che aiuta a entrare in una comunicazione più personale. Le emozioni rendono alcune persone molto umane. Ci sono sentimenti di empatia e simpatia che sono molto personali. Aiutano qualcuno a entrare nel solco della vita con gli altri. Le emozioni fanno preoccupare degli altri e questo rende vulnerabili. Aiuta anche ad essere in grado di condividere i propri sentimenti con gli altri. Si diventa più aperti all'aiuto delle persone e anche alle loro opinioni. Si è in grado di ottenere il trattamento che si da agli altri in qualsiasi momento.

Un'altro è quello che ci permette di essere in grado di parlare e indagare sugli altri e su cosa potrebbero provare. È interconnesso con la questione della comunicazione personale. Questo di solito è possibile quando le persone si conoscono e sono aperte a dirsi qualsiasi cosa, e questo permette anche di sviluppare fiducia. È bene informarsi sempre sugli altri, aiuta a mostrare cura o preoccupazione. Questo è un altro uso perfetto dell'intelligenza emotiva.

L'altro punto da sapere, è quello di capire ciò che la gente vuole da te o dalle tue azioni. Questo è ciò che si chiama aspettative. Dal momento che uno diventa meno egocentrico, si diventa più osservatori e quindi si può sapere cosa vogliono gli altri. Con questa conoscenza si è in grado di sapere come agire emotivamente in una particolare situazione, perché si capisce come soddisfare, appunto, le aspettative degli altri. Questo è un grande passo quando si decide di avere relazioni e conversazioni molto personali con gli altri.

Un altro modo è la capacità di aumentare la propria attenzione. Questa è la capacità di concentrarsi sulla situazione attuale. È qui che qualcuno ascolta e si concentra su sé stesso e sugli altri contemporaneamente. È facile vedere le cose nella loro luce quando l'attenzione è piena. Questo dovrebbe essere importante, aiuta a trattare gli altri in un modo fantastico poiché dai loro il tuo tempo.

Un'altra cosa è aumentare la capacità di sentire ciò che gli altri stanno provando. Questo significa mettersi nei panni degli altri. Di solito è un modo per mostrare supporto agli altri e ai loro problemi. Questo gesto mostra maturità nelle proprie emozioni e nella propria vita. È anche un ottimo uso delle emozioni. Ci si connette agli altri attraverso questo sentimento di empatia. Funziona anche per quelle persone che sono simpatiche poiché sono correlate.

L'ultimo è che si dovrebbero mettere le proprie esigenze dopo quelle degli altri. Bisognerebbe essere meno egocentrici e preoccuparsi di più degli altri, essere rispettosi. Questa è la regola di base delle emozioni, sono pensate per farti sentire più "umano" di quanto tu possa pensare. Ti rendono una persona migliore nel momento in cui le capisci. Rendi gli altri la tua priorità e vedrai chi sarai diventato alla fine.

Quanto segue mostra gli usi dell'intelligenza emotiva. L'aiuto che uno può superare attraverso la vita quotidiana e tutte le sue sfide e, in più, senza perdersi in qualche modo. Ogni giorno si dovrebbe lavorare sulle proprie emozioni anche se può sembrare assurdo. Sono basi per vivere in ogni momento. È importante che si tenda alle proprie emozioni. Le emozioni sono fondamentali nella vita, lavorano fianco a fianco con il corpo e la mente e per questo dovrebbero essere rispettate.

La scala dell'intelligenza emotiva

La scala dell'intelligenza emotiva è stata sviluppata nel 1998 da un uomo di nome Schutte. Si basava sul modello riflettente delle dimensioni che si è formato nel 1990. Era una scala che conteneva 33 cose o idee. Includeva sapere quando si poteva parlare dei loro problemi, come affrontare i problemi che derivano dalla vita e anche provare cose con una positività nuova e luminosa che brucia in ogni persona.

Ci sono state quattro domande e prove che sono state portate alla luce in seguito.

Il primo è stato l'inventario del quoziente emotivo 2.0, questo test ha prove empiriche nel senso che è accettato in tutto il mondo come test scientifico valido. È stato sviluppato lentamente dalla ricerca globale. È usato per persone dai 16 anni in su. Il test stesso ha domande aperte e fa osservare la propria vita. Per il completamento sono necessari al massimo 30 minuti. Esamina questioni di particolari abilità e anche la questione della risoluzione dei conflitti. I risultati hanno come scopo quello di capire le emozioni di una persona e anche il modo in cui aiutano a prendere decisioni. Ciò significa che esamina le prestazioni quotidiane di qualcuno nelle sue istituzioni sociali di base. Dal momento che sono online dopo l'esecuzione del test, i risultati vengono elaborati e vengono immediatamente inviati, sempre online. Osservano anche le cinque componenti che influenzano l'intelligenza emotiva di una persona. Il test è una procedura gratuita. La persona che gestisce il test deve essere qualificata per tale compito. Ciò potrebbe richiedere persone come uno psichiatra o altri professionisti collegati in quel campo.

Il secondo è chiamato il profilo della competenza emotiva. I suoi risultati non combinano l'intelligenza emotiva interpersonale e intra-personale. Guarda i componenti dell'intelligenza emotiva. Questo test richiede tempo e molte ricerche per convalidare, ma è il più gratuito possibile. È composto da 50 elementi e richiede fino a 15 minuti per l'elaborazione. Esiste anche una forma breve in cui ci sono solo 20 articoli e il tempo per farlo è di 10 minuti al massimo, deve essere amministrato da uno psicologo specializzato in intelligenza emotiva e tutto il resto. È disponibile per la ricerca clinica.

La terza domanda è nota come questionario sull'intelligenza emotiva dei tratti. È gratuito ed è sottoposto a studi accademici e clinici. Ha sia la forma completa che la forma breve. Il modulo completo ha 153 elementi che hanno sfaccettature distintive e anche un tratto globale. La forma abbreviata ha 30 elementi e viene utilizzata per misurare il tratto globale. Questo test utilizza questionari per scoprire l'intelligenza emotiva delle persone che lo svolgono. Sono utilizzati principalmente da bambini di età compresa tra 8 e 12 anni. Sono i più adatti per questo tipo di test emotivo, perché esiste un questionario fatto solo per i bambini. Questo tipo di questionario, contiene 75 articoli e ha una scala di 5 punti. Esamina anche alcune sfaccettature dei bambini. Questo è molto amichevole per tutte le età poiché i loro questionari sono lì per tutti e per tutte le età.

La quarta funziona con quattro dimensioni di abilità. La prima è divisa in due parti. Nella prima ci sono 20 parti in cui si possono scegliere le reazioni riflessive e l'altra parte è composta da 20 coppie di abilità. Le domande utilizzate qui sono simili a quelle utilizzate nei test di intelligenza emotiva. Guardano i propri punti di forza e di debolezza e anche la propria personalità in generale. Verifica i problemi che sorgono in ognuno. La seconda è conoscere e comprendere come si può rispondere a una determinata situazione. La terza è sapere cosa rende felici e contenti della vita e cosa ti fa sentire triste. C'è anche la comprensione di come gli altri si sentono in una determinata situazione in cui potrebbero trovarsi in quel momento. Infine, la quarta è capire quando sei veramente arrabbiato e trovare una soluzione il più velocemente possibile.

Queste scale di intelligenza emotiva sono state fatte per soddisfare tutti. Ognuno guarda le emozioni in modo diverso. Alcuni osservano l'auto-report, l'altro-report e infine le misure di abilità. Ogni scala ha le sue caratteristiche e tutte hanno importanza, se vuoi davvero capire le emozioni.

La misurazione dell'intelligenza emotiva è proprio come qualsiasi altro test, il che significa che esiste la possibilità di un confronto. Aiuta a sapere quanto è alta o bassa la propria intelligenza emotiva. Questo aiuta a sapere se si è emotivamente vulnerabili oppure forti nell'accettare il modo in cui le cose si presentano.

Nei test c'è anche una domanda che è volta a sapere se si è in grado di conoscere e agire sui propri sentimenti. Questo porta alla domanda, sai se sei felice, triste, o addirittura arrabbiato? Queste sono alcune sensazioni di base che dovresti essere in grado di rilevare molto facilmente e, in caso contrario, dovresti allenarti in modo da riuscirci. Queste domande, quando vengono risolte, determinano quanto bene stai con le tue emozioni.

Capitolo 10. Come influenzare le persone

Quindi, vuoi influenzare le persone? Ecco perché stai provando a costruire il tuo carisma in modo da far sì che le persone seguano il tuo esempio. Una domanda importante da porre nel tuo desiderio di influenzare le persone è perché vuoi farlo, in primo luogo. Hai un certo sistema di credenze che desideri che altre persone adottino? Forse ti senti di avere davvero una buona idea e vuoi che tutti lo sappiano? O, forse, vuoi solo essere popolare e apprezzato dalle persone intorno a te.

Qualunque sia la ragione, devi chiarire te stesso perché influenzare le persone è una grande responsabilità. Con sufficiente influenza, puoi far fare alle persone qualcosa che normalmente non farebbero. Spero che tu lo capisca. Si spera che nel leggere questo libro, la tua motivazione per migliorare il tuo carisma e influenzare le persone sia benevola.

Ad ogni modo, come si influenzano le persone? C'è un segreto per rendere le persone come te e seguirti? Vediamone alcuni.

Persuasione

Persuasione è un altro termine per influenza. Significa agire o subire un processo che mira a cambiare le credenze, l'atteggiamento o il comportamento di qualcuno, e di solito è verso qualche motivo o obiettivo. Il termine persuasione ha una connotazione piuttosto negativa in quanto sembra che tu stia costringendo qualcuno a fare qualcosa. In sostanza, la persuasione è qualcosa che facciamo tutti naturalmente.

Quando un genitore dice al proprio figlio di non parlare con estranei, sta effettivamente cercando di convincere il proprio figlio a non parlare con qualcuno che non conosce. Il motivo del genitore è, naturalmente, quello dell'amore e della preoccupazione, cioè quello di proteggere il proprio bambino. Quando il tuo amico cerca di farsi accompagnare in un viaggio a cui inizialmente non volevi unirti, parlandoti di tutto il divertimento che vivrai unendoti a lui, anche questa è persuasione. Vedi, usiamo la persuasione nella nostra vita di tutti i giorni. Lo facciamo spesso e senza nemmeno accorgercene. In questo capitolo, discuteremo di come puoi persuadere o influenzare le persone e ad essere a tuo agio con te, perché è questo il carisma.

La retorica di Aristotele

La retorica è il metodo verbale di persuasione. Fondamentalmente sta influenzando qualcuno attraverso le parole, sia parlate che scritte. Per essere davvero efficace nell'influenzare le persone, devi conoscere entrambe le parti. In questo caso, è la tua parte e la loro parte. Devi, non solo sapere cosa vuoi dall'altra persona e perché lo vuoi, ma devi anche sapere cosa vuole l'altra persona e perché lo vuole. Devi comprenderlo nel suo insieme e devi pensare a tutte le opzioni disponibili per poter scegliere il metodo migliore per convincere qualcuno a seguire il tuo esempio. Ancora una volta, secondo Aristotele, ci sono tre modalità di persuasione, vale a dire *pathos*, *ethos* e *logos*.

Pathos è un appello alle emozioni. Questo approccio, è qualcosa che tocca le emozioni delle persone per cercare di conquistarle. Non si basa sulla costruzione di una reputazione che non tutti hanno, soprattutto quando si sta appena iniziando a costruire la propria reputazione e il proprio carisma. Invece, trovi un modo per "toccare il cuore" delle persone che stai cercando di conquistare facendo appello ai loro punti sensibili o usando qualcosa a cui hanno un forte attaccamento emotivo.

Ad esempio, quando una ragazza non riesce a convincere il suo ragazzo a fare un viaggio nonostante gli garantisca personalmente che si divertiranno, dopo aver menzionato tutte le cose divertenti che faranno, dirà che sente che è ciò di cui la loro relazione ha di bisogno, per renderla più forte, perché si sente come se fossero entrambi troppo impegnati a lavorare per fare cose romantiche e divertenti insieme. Punta sulle emozioni che potrà suscitare nel ragazzo per convincerlo.

Questo è ciò che di solito vedete fare ai politici nelle loro campagne, quando la loro reputazione non è sufficiente, per convincere gli elettori usano temi attuali che destano grande preoccupazione, come l'immigrazione, l'economia o il futuro dei loro figli. Alcuni politici usano persino le loro famiglie nelle loro pubblicità per presentarsi come una persona orientata alla famiglia al fine di fare appello alle persone che si prendono cura delle loro famiglie.

Molte persone dimenticano la logica di fronte a forti emozioni e le aziende pubblicitarie lo sanno molto bene. Quindi, quando un prodotto che stanno cercando di pubblicizzare non è poi così pratico, usano invece strumenti che toccano le emozioni delle persone al fine di aiutare a vendere il prodotto.

Quindi, in termini di costruzione del tuo carisma, questo è uno strumento molto importante. Devi sapere come conoscere le persone che incontri e devi sapere come fare appello alle loro emozioni. È qui che entra in gioco l'empatia ed è per questo che è molto importante per costruire il tuo carisma. Devi essere in grado di metterti davvero nei panni degli altri e devi davvero capire cosa apprezzano e da dove provengono per conquistarli. Non puoi ignorare il potere delle emozioni quando vuoi essere una persona carismatica perché le emozioni sono un potente motivatore.

Ethos

In parole povere, ethos è l'uso del carattere come mezzo di persuasione. Un buon esempio di ciò è quando un prodotto utilizza un sostenitore celebre. Ad esempio, per i prodotti di bellezza, usano persone attraenti come attrici e modelle. Per bevande energetiche e integratori sportivi, usano atleti noti o personalità del fitness. Il motivo è semplice. La credibilità del promotore si riflette sul prodotto. Se, ad esempio, un atleta popolare approva un nuovo supplemento di forma fisica, le persone che seguono questo atleta possono acquistare il supplemento perché credono che li renderà bravi come lui. Ora, se usassero qualcuno che è sconosciuto e obeso, allora potrebbe avere un impatto negativo sulle loro vendite perché, ovviamente, le persone non conoscono la persona che lo sostiene e se il promotore non è in forma, il prodotto non ispirerà fiducia. Ethos è fondamentalmente questo, si sta convincendo qualcuno per mezzo del personaggio e della sua reputazione.

Ricordi come ti ho detto di quanto sia importante la tua reputazione nella prima parte di questo libro? Quando te ne ho parlato, questo è quello che avevo in mente. La tua reputazione ti seguirà sempre, e sarà sempre ciò che le persone esprimeranno su di te. Se sei qualcuno che è conosciuto come una persona onesta e affidabile, allora le persone saranno più disposte a fidarsi di te. In termini di influenza e persuasione, avere una buona reputazione è uno strumento potente per convincere le persone.

Quindi, torniamo all'importanza di costruire una buona reputazione. Se non hai ancora una reputazione, bene, inizia a costruirla trovando qualcosa per cui vuoi essere conosciuto che si allinea ai tuoi obiettivi. Se non riesci a pensare a nulla, un buon punto di partenza può essere quello di costruire la tua reputazione di persona onesta e affidabile. Su questo non puoi sbagliare, essere conosciuto come una persona onesta e affidabile va sempre bene. Qualunque cosa tu decida di costruire come reputazione, devi ricordare che dovrai attenerti ad essa per il resto della tua vita, quindi dovresti davvero prenderla in seria considerazione.

Bisogna avere la reputazione di essere fedele alla parola. Non fare promesse che non credi di poter mantenere e non parlare di cose di cui non sei sicuro. Le persone devono sapere cosa aspettarsi da te e poiché sanno di potersi fidare, saranno disposte ad aiutarti senza riserve. Questo è il tipo di reputazione che voglio che tu costruisca per te stesso. Se vuoi essere carismatico e influenzare le persone, devi avere il personaggio per sostenerlo. Devi essere conosciuto come la persona giusta per qualunque cosa tu voglia essere conosciuto. Devi voler essere la persona la cui integrità e qualità non è mai in discussione. Quindi, costruisci la tua reputazione. Ti aiuterà sicuramente ad influenzare le persone.

Logos

Il logos consiste nel fare un appello usando la logica. In altre parole, userete le informazioni per conquistare qualcuno e influenzarle. Questo è il motivo per cui devi continuare a migliorare e anche perché devi continuare a raccogliere conoscenze e informazioni. Non puoi conquistare qualcuno se non puoi dichiarare fatti attendibili. Fondamentalmente, nel tentativo di influenzare qualcuno con la logica, devi provare a dire loro qualcosa che avrà senso per loro. Quando provi a convincere qualcuno raccontando loro i fatti, allora la logica è in azione. Naturalmente, l'uso della logica non significa che stai semplicemente dichiarando dei fatti. Puoi utilizzare qualsiasi tipo di informazione e non deve sempre essere corretta. Deve solo avere senso per le persone che stai cercando di convincere.

In termini di carisma, ricorda che devi continuare a migliorare. Ciò include la costruzione della tua base di conoscenze, quindi quando è il momento di convincere qualcuno, puoi sempre sostenere le tue affermazioni con fatti comprovati. Quando la tua reputazione da sola non è abbastanza per convincere qualcuno, allora puoi sempre provare a fare appello alla loro intelligenza. Questo è il motivo per cui devi rimanere forte, continuare a leggere e rimanere aggiornato sulle notizie perché anche le persone carismatiche devono essere intelligenti. Se vuoi influenzare le persone, non puoi semplicemente provare a conquistarle usando le tue credenziali. Devi imparare a usare le informazioni a tua disposizione per cercare di convincerle a passare dalla tua parte.

Reciprocità

Naturalmente, Aristotele non è l'unica autorità sulla persuasione, e la retorica non è l'unico metodo disponibile. Un'altro strumento efficace si chiama reciprocità ed è molto, molto potente. In termini semplici, la reciprocità è il concetto di restituire quando ti viene dato qualcosa. Hai mai dovuto un favore a qualcuno perché ti aveva aiutato quando avevi problemi con qualcosa? Quando anche quella persona sarà nei guai e avrà bisogno del tuo aiuto, restituirai il favore anche se non ti verrà chiesto, giusto? Ecco come funziona la reciprocità. Dai qualcosa di valore, poi da qualche parte lungo la strada ottieni qualcosa in cambio. Fondamentalmente, se vuoi costruire il tuo carisma, devi essere generoso e disponibile perché qualunque cosa tu dia, probabilmente otterrai qualcosa in cambio. Dai alla gente qualcosa di valore e loro ti apprezzeranno.

Coerenza

Ricordi quella parte sulla costruzione della tua reputazione? Devi essere coerente perché la società apprezza molto la coerenza. Perché? Perché la vita è complicata. È abbastanza difficile continuare ad indovinare cosa potrebbe accadere il giorno dopo o cosa farà la gente. Quindi, qualcuno che non induce le persone ad indovinare perché la loro risposta è coerente, sarà sempre apprezzato. Quindi, di nuovo, inizia a costruire una buona reputazione se non l'hai ancora fatto. Fallo mantenendo la coerenza e impegnandoti davvero per qualunque cosa tu decida di essere.

Scarsità

In economia, più una cosa è scarsa, più valore ha. Lo stesso concetto si applica alle interazioni sociali. Questo è il motivo per cui bramiamo le cose che sono al di fuori della nostra portata, e questo è anche il motivo per cui apprezziamo le cose che abbiamo ottenuto, lavorando davvero duramente per ottenerle. Quindi, costruire il tuo carisma vuol dire anche non essere troppo facile da ottenere. Va bene essere generoso e gentile, ma allo stesso tempo, non essere facile. Bisogna imparare a controllare la disponibilità e imparare a dire di no quando è appropriato. Non cadere nella trappola dire di sì a tutto solo perché vuoi essere apprezzato. Le persone che dicono semplicemente sì a tutto, vengono etichettate come "mezze calzette" e beh, non ottengono alcun rispetto. Ricorda che quando interagisci con le persone, sii generoso quando dai, ma non dare più di quello che sei disposto a dare, e non dare mai solo allo scopo di piacere.

Capitolo 11. Effetto del carisma sulla leadership di successo

L e persone di successo sono in genere leader che possono contare su coloro che li circondano per aiutarli a raggiungere i loro obiettivi. Far lavorare le persone con te per raggiungere i tuoi obiettivi è sempre molto più facile a dirsi, che a farsi. I leader sono "parti" molto importanti della razza umana in quanto sono quelli che hanno la forza e il coraggio di far lavorare le persone secondo certe credenze per convincerle a sostenere le cose che stanno facendo, e fargli raggiungere gli obiettivi prefissati.

Le buone capacità comunicative sono una parte importante della leadership carismatica e i leader carismatici sono spesso quei leader che sono verbalmente eloquenti, in modo tale da poter comunicare con i loro seguaci a livello profondo ed emotivo. Possono tradurre in parole una visione molto avvincente per attirare forti emozioni dai loro seguaci. Questo è uno dei motivi per cui sono sempre leader di successo. Prendi Steve Jobs, per esempio, non ha ottenuto tutto da solo. Aveva le capacità delle persone più talentuose per aiutarlo ad arrivare dove voleva, e queste persone credevano fortemente nei suoi sogni ed erano in grado di fargli raggiungere il successo grazie alla sua unicità e carisma.

Il carisma è quella cosa che illumina la stanza mentre entri. Riguarda le qualità di un individuo, che suscita un sentimento negli altri in un modo che non tutti riescono. Il carisma consente di avere un impatto prezioso e fa sì che gli altri ti ascoltino e pendano dalle tue labbra ogni volta che parli. Sebbene alcune persone siano naturalmente carismatiche, è possibile imparare o sviluppare queste qualità e metterle in azione.

Il motivo per cui le persone carismatiche sembrano sempre avere successo è perché hanno l'occhio di un'aquila e una forte personalità. Questo gli permette di connettersi con le persone, di entrare in empatia con loro e di farli sentire importanti.

Di seguito sono elencate alcune delle qualità delle persone carismatiche che le aiutano ad avere successo nella leadership:

Maggiore fedeltà da parte dei dipendenti

Come risultato del fatto che i leader carismatici sono sempre desiderosi di motivare e ispirare i propri dipendenti, è molto probabile che le loro capacità di leadership possano creare un aumento dei livelli di lealtà e impegno da parte dei loro dipendenti. Il più delle volte, si assicurano che i loro dipendenti siano in grado di sentire che i loro sforzi e talenti contano. Questo è uno dei fattori che aumentano il coinvolgimento dei dipendenti e diminuiscono il turnover.

I leader carismatici creano leader

Leader e manager carismatici hanno anche una personalità contagiosa che può facilmente motivare i giovani dipendenti a diventare leader nel lungo periodo. Le qualità uniche di questo tipo di leader contribuiranno a trasmettere ai giovani le giuste caratteristiche per diventare i leader del futuro.

Produttività incrementata

Questi tipi di leader sono altamente qualificati nell'atto di guadagnare la fiducia di coloro che li circondano, quindi ci sono maggiori possibilità che i dipendenti si attengano alle aspettative dei loro leader carismatici, indipendentemente da quanto possano sembrare alte. Questo, di conseguenza, si traduce in un'alta probabilità di aumentare la produttività, nonché una migliore qualità del lavoro.

Un colpo all'innovazione

I leader carismatici sono inclini a fare cambiamenti positivi e innovazioni che sembrano logiche. Questo è il motivo per cui sono sempre alla ricerca di modi per ottenere migliori opportunità che possano avere un effetto positivo sull'organizzazione e semplificare i processi. Di conseguenza, la società sarà sempre al passo con le ultime tendenze del settore, nonché le ultime pratiche organizzative.

Una cultura dell'apprendimento

L'umiltà è una delle caratteristiche più importanti di un leader carismatico, tanto più se è vista come auto-miglioramento, cioè se gli errori commessi verrano considerati come opportunità di apprendimento. Incoraggiano i loro subordinati a trovare altre soluzioni ai loro problemi quando i loro piani iniziali non funzionano come previsto. Ciò creerà un'atmosfera in cui i dipendenti saranno più a loro agio nell'assunzione di rischi e nella ricerca di soluzioni migliori ai loro problemi.

I leader carismatici sono grandi ascoltatori

Le persone a volte sottovalutano il potere di ascoltare. Non solo fa sentire le persone come importanti per te, ma ti aiuta anche a capire cosa ha da dire la persona e sapere qual è il suo punto di vista. Se non ascolti, non sarai in grado di conoscere i pensieri degli altri. Ponendo domande appropriate, facendo contatto visivo, gesti e linguaggio del corpo, puoi mostrare agli altri che hanno la tua totale attenzione. Questo è tutto ciò che contribuisce a rendere le persone carismatiche dei buoni comunicatori. Capiscono che ci sono cose che non dovrebbero dire. Questa è una grande abilità di leadership che possiedono. Capiscono anche che quando ascolteranno gli altri, saranno in grado di conquistarli perché hanno acquisito la capacità di farli sentire speciali.

Sono buoni osservatori

C'è anche così tanto potere nell'osservare le cose, e questo è uno degli strumenti con cui i leader carismatici si armano. L'osservazione significa che stai prendendo nota di tutte le cose che stanno accadendo intorno a te come le azioni dei tuoi dipendenti, l'impostazione del posto di lavoro, l'energia che le persone portano in giro, le persone più importanti nel raduno e le cose che stanno realmente accadendo a parte l'essenza artificiale del raduno. Ci sono molte persone che sono in grado di vedere, ma mancano di visione. Le persone carismatiche prendono nota di tutto e osservano tutto attentamente. Questo perché sono molto ossessionati dalla conoscenza dei dettagli di tutto. In modo incredibile, i leader carismatici camminano come se avessero un telescopio inserito negli occhi. Prima di impegnarsi in un'attività o agire su un problema, lo studiano osservandolo attentamente. Questo li aiuterà a prepararsi per qualsiasi situazione possa sorgere.

I leader carismatici conoscono il momento e il luogo giusti per tutto

Considerando che ci sono molte distrazioni nel mondo moderno, i leader carismatici possono mantenere il loro rispetto per gli altri. Non riuscirai a distrarli tanto facilmente quando sono seduti di fronte a un'altra persona e non ti distrarranno facilmente concentrando invece la loro attenzione su tutto ciò che è importante. Questo è un dono molto importante che pochissime persone possiedono e danno al loro prossimo. Questo è uno dei doni che merita rispetto per i leader carismatici e fa desiderare alle persone di stare con loro. Le persone le ricordano anche per questo e vorranno anche lavorare di più per loro.

I leader carismatici sono altruisti

I leader carismatici comprendono chiaramente che non si può ottenere senza prima dare. Preferiranno concentrarsi sulle cose che possono dare a coloro che li circondano e all'intero universo. I leader carismatici sono ben consapevoli del fatto che il loro contributo riflette direttamente sul risultato che possono ottenere.

I leader carismatici non danno molta importanza a se stessi

Sebbene le persone carismatiche possano facilmente diventare arroganti, sicure di sé e un po' arroganti, capiscono anche che ci sono alcune linee che non devono oltrepassare. Questo per evitare di sembrare persone con scarsa autostima che vogliono sempre ricevere credito per le cose che fanno o che dicono. La maggior parte delle persone che pensano in modo giusto non saranno colpite da tali atti e potrebbero persino sentirsi a disagio. Le persone con delle insicurezze possono desiderare di mettersi in mostra. I leader carismatici non vorranno facilmente oltrepassare questa linea perché non vogliono diventare il primo nemico di coloro che dovrebbero avere come alleati.

Comprendono che anche gli altri sono importanti

Non è una novità che Roma non sia stata costruita in un giorno e non è stata costruita da una sola persona. Non sei un'isola, quindi avrai sicuramente bisogno di altre persone per raggiungere la fine desiderata. I leader carismatici lo comprendono e non solo sono aperti all'apprendimento degli altri, ma usano anche le lezioni apprese a loro favore. Questi tipi di leader sanno che non si tratta del numero di persone che conoscono, ma della loro qualità e del valore che hanno, quindi tengono in grande considerazione tutti i membri. Ai giorni d'oggi, non hai solo bisogno di conoscenza, ma hai anche bisogno di persone.

I leader carismatici sono umili

I più grandi leader della storia sono quelli che sono stati in grado di ispirare gli altri ad agire, e lo fanno riconoscendo gli altri e dando loro credito. Sono anche persone umili che non dimenticano mai da dove vengono, inoltre non cercano mai troppo di impressionare gli altri. Contano sulle loro azioni per far sì che parlino per loro, dove invece gli altri si affidano alle loro parole per fare lo stesso. Questo è il punto in cui esiste un divario tra mediocrità e grandezza. Lodano quelli che stanno facendo bene per incoraggiarli ad esibirsi meglio. Con umiltà, possono creare legami emotivi tra loro e le loro squadre invece di costruire semplicemente rapporti di lavoro con loro o formare relazioni intellettuali. Capiscono che non dovrebbero mai diventare troppo orgogliosi perché l'orgoglio eccessivo è il terreno fertile per l'invidia e l'odio all'interno della loro organizzazione.

I leader carismatici sono visionary

I leader carismatici lavorano sempre con un obiettivo. Sono ben consapevoli di dove sono diretti o dove desiderano essere. Avendo chiara la loro visione, possono lavorare sodo per raggiungerla. La visione dei leader carismatici non è solo una visione chiara, ma sono consapevoli che sono in linea con i loro valori fondamentali, i loro interessi e i loro desideri. I leader carismatici mostrano una sorta di passione per la loro visione che è così forte che induce anche gli altri a crederci. Questa visione si collega agli interessi più profondi del leader e di quelli che lo circondano, in modo tale da indurli a raggiungere i loro più alti potenziali. È un tipo di visione che ti aiuterà a conoscere i motivi per cui stai facendo le cose che stai facendo, indipendentemente dalle cose che stanno accadendo al di fuori dell'individuo e dalle sfide che ti arrivano in qualsiasi momento.

I leader carismatici portano sempre energia positive

Noterai sempre una persona carismatica nel momento in cui entrano nella stanza. C'è qualcosa in loro che li porta a trasportare un tipo di energia che non tutti hanno. Sono portatori di luce e, una volta entrati, tutti si interessano alle cose che hanno da dire. Questo è il risultato del loro carisma. Con questo, possono intrattenere tutti nella stanza e andare d'accordo con chiunque decidano di andare d'accordo. Le persone sono naturalmente attratte da personalità forti e appassionate. Questo tipo di passione ed energia li aiuta a coltivare un tipo di personalità che genera ammirazione e ideologie alle quali gli altri possono aspirare. Questo è anche noto come l'ego ideale.

I leader carismatici ispirano gli altri

C'è un detto popolare che afferma che non è importante ciò che fa una persona, ma il motivo per cui lo fa. I leader carismatici ispirano gli altri ad agire e li incoraggiano a credere nelle cose che fanno mentre servono come motivazione che li aiuterà a raggiungere i loro sogni/obiettivi. Le persone carismatiche incoraggiano gli altri a credere nei loro obiettivi e sogni, oltre ad ispirarli a perseguire uno scopo più grande. Soprattutto, cercano di far sentire tutti intorno a loro speciali come una parte importante del viaggio verso la grandezza della squadra, piuttosto che trattarli come semplici impiegati.

Conclusioni

Una grande parte dell'apprendimento per migliorare l'autostima è prestare attenzione al modo in cui interagisci con le persone assicurandoti di avere un'influenza positiva. Ne avrai bisogno per la tua crescita personale e professionale.

Per vivere una vita di significato e scopo dovrai avere grandi capacità sociali e quindi creare relazioni durature. Questo diventa molto difficile se non hai in te la capacità di avvicinare le persone a te. Con fiducia in sé stessi e alta autostima, sai sempre cosa dire, come dirlo e, soprattutto, come portarti quando sei vicino alle persone. Con la positività sarai sicuramente in grado di guadagnare l'amore e il rispetto delle persone.

Per chiunque soffra di ansia sociale, ti incoraggio a iniziare costruendo la tua autostima. Con il tempo e la pratica, allevierai qualsiasi tipo di paura che senti quando parli o ti associ alle persone. Gli spazi pubblici non saranno terrificanti come in passato perché avrai più fiducia e autostima. Nella vita, tutti devono avere molta fiducia. L'interazione umana sarebbe molto più semplice se ognuno di noi avesse più autostima.

La scelta di decidere se essere normali o straordinari nella vita, dipende da noi. Bisogna avere un quadro chiaro di ciò che significa essere sicuri di sé. Essere straordinari significa che ti distingui sempre, e puoi stare bene con gli altri. Se invece non sarai soddisfatto, sarà perché non proverai mai ad uscire dalla tua zona di confort.

Potrebbe farti sentire bene vivere nel tuo mondo e non avere nulla da migliorare. Ma prima o poi potresti iniziare a sentire il bisogno di migliorarti poiché vorrai di più dalla vita. Ciò potrebbe verificarsi in situazioni in cui sei un genitore o un leader di un gruppo. Non sarai in grado di dare a queste persone ciò di cui hanno bisogno da te se insisti a essere solo un individuo ordinario.

Questa potrebbe essere un'ottima motivazione per decidere di iniziare a cambiare e tirare fuori il meglio di te.

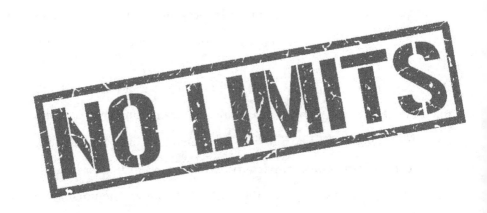

"La vera libertà è sprigionare la propria essenza e darle modo di vivere senza limiti."

Andrea Barani

CPSIA information can be obtained
at www.ICGtesting.com
Printed in the USA
BVHW082056030521
606340BV00006B/1620